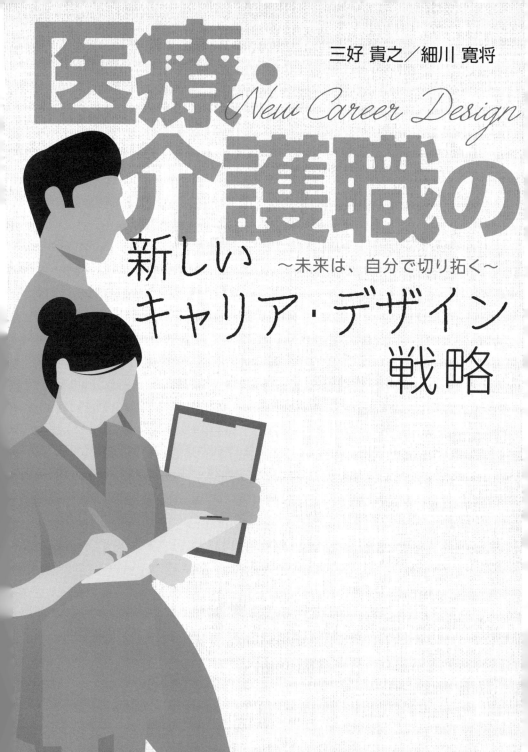

医療・介護職の新しいキャリア・デザイン戦略

~未来は、自分で切り拓く~

三好 貴之／細川 寛将

New Career Design

ロギカ書房

はじめに

「このまま、今の職場で働いていて良いのだろうか…」

　傍からみれば、医療・介護業界は、日本でも有数の「成長産業」であり、一見「花形業種」にもみられることがある。そして、そこで働いているあなたは、一度は言われたことがないだろうか。

「医療・介護業界は、一生安泰だ。しかも、資格を持っているなんて、転職にも優位だろう」

　このように羨ましがられたことはないだろうか。

　「成長産業」「花形業種」「一生安泰」「有資格者」など、自身のキャリア上、かなり優位な立場にあるにもかかわらず、なぜ、あなたの今の職場や将来への不安が消えないのか。

　私は、経営コンサルタントとして、全国の医療機関や介護施設の経営に関わっている。特に、医療・介護業界は、労働集約型産業であるため、「どんな人が働いているか」が経営状況に直結する。かつて、医療・介護業界を問わず、すべての業界では「良い職員＝長く勤めてくれる職員」だった。これは、年功序列、終身雇用が雇用制度の根幹にあり、いわゆる経営者と職員は「ファミリー」であることが良しとされた。
　しかし、今はどうだろうか、年功序列、終身雇用制度は崩壊しつつあり、経営者と職員は「ファミリー」の関係から大きく変わろうとしてい

る。経営者の立場で言えば、以前とは違い、経営環境がめまぐるしく変化する中で、何のスキルも持たず、ただ長く働く人は最も不要な人材となり、その時々で、必要なスキルを持ち合わせた人材を採用しようという傾向に変わりつつある。そこで、あなたに聞きたい。

「あなたは、何ができる人なのか」

本書は、医療・介護職のための「キャリア・デザイン本」である。キャリア・デザインは、医療介護の資格を取った時のように、用語の記憶や方程式を覚えるような受験勉強は役に立たない。あなた自身が組織や社会に対して「何ができる人何か」ということを明確に意思表示しなくてはならないのだ。

「成長産業」「花形業種」「一生安泰」「有資格者」など、何の根拠ない話に踊らされていけない。あなた自身が、自分と向き合い、自分の仕事、自分の人生をどのようなものにしたいのかを明確にしなければならない時が来たのだ。

私は、21歳で作業療法士となり、病院へ就職した。しかし、作業療法士という仕事が自分に合っているのかどうか分からなくなり、3年も経たずに退職した。次は、卒業した母校の専門学校の教員となった。教員の仕事は、もともと週4日勤務で、週1回は「研修日」として、医療機関や介護施設で非常勤作業療法士のアルバイトとして勤務できた。当時は、世の中にリハビリ職が少なかったため、非常勤作業療法士のアルバイト代はかなり割が良く、教員の給料と合わせると、病院勤務時代の3倍になっていた。しかし、これは私の実力というよりもリハビリ職がいないというだ

の希少価値であり、「真の実力」ではないと思っていた。そこで、私は、給料の1割は自己投資に使い、研修会への参加や通信大学の学費に充てていた。すると、徐々に「うちの病院にも教えに来て欲しい」というようなオファーが増え、最初は、ボランティアで講師を引き受けていたが、徐々に交通費や講師料がもらえるようになっていった。

　しかし、私は、このまま作業療法士としてのキャリアを全うすることはなかった。2006年の診療報酬改定から、回復期リハビリ病棟が急増し始め、リハビリ職を大量採用する病院が増えてきた。確かに、リハビリ職を増やせば、そのまま収益は増加するが、急激な増員でリハビリ部門のマネジメント体制が崩壊し、大量退職やモラルハザードの問題が出てくるようになり、多くの経営者が頭を抱えていた。また、リハビリ職と同じように介護施設も急増し、介護職に対し、同様の問題がみられていた。そこで、私はふと思った。

　「現場の仕事をするリハビリ職や介護職はこれからいくらでも出てくるが、医療・介護業界で組織マネジメントの知識や経験がある人が求められるのではないだろうか」

　そこで、今までやっていた作業療法の勉強をやめて、組織マネジメントやリーダーシップを集中的に勉強し、非常勤作業療法士の勤務先で実践させてもらった。そして、30歳の時に個人事業として経営コンサルティングやセミナー講師をスタートし、34歳で独立起業した。

　これが、私の作業療法士から経営コンサルタントに転身した経緯である。転身したことで、「運が良かった」といえば、それまでだが、着実にキャリアを歩む人の特徴は、決して「運任せ」にはしていないことだ。

・給料の1割を自己投資したおかげで、いろんな病院に呼んでもらえるようになった

・誰もがやりたがらない組織マネジメントに自分で率先して取り組んできた

　細かく言えばもっとあるが、キャリアの節目、節目で「自分は何ができるのか」「自分は何をすべきなのか」を真剣に自問自答し、自分で意思決定してきた。私が言いたいのは、誰もが私と同じようにキャリアの節目で自問自答することで「自分らしい仕事」や「自分らしい人生」を生きることができるということだ。

　本書は、あなたを「すごい人」や「偉い人」にするための本ではない。あくまでも「あなたらしい仕事」「あなたらしい人生」を生きるためのキャリア・デザインの本だ。

　第1章では、キャリア・デザインの考え方や知っておくべき知識を中心に解説した。この内容を覚える必要はないが、読み進めながら、自分のキャリアと照らし合わせ、整理して欲しい。

　第2章では、キャリア・デザインの将来の戦略やキャリアで行き詰った時のための対処法について解説している。

　第3章では、医療・介護業界では有名な複業家である細川寛将氏によるキャリア・デザインの具体的実践やワークショップについて解説している。

　第4章では、新たな働き方としての複業についての考え方やこれから求められる人材について解説している。

　私が執筆担当した第1章、第2章と細川氏が執筆担当した第3章、第4

章で多少重複する部分はあるが、これは「それくらい重要だ」ということを認識して欲しい。

また、各章には、私や細川氏が実際に出会ってきた医療・介護職をモデルにストーリーを掲載している。これはキャリア・デザインをイメージするのに、「ストーリー性」があった方が学びやすいからだ。まず、ストーリーを読んで、本文に入っていってもらえるとより、内容の理解が早まるだろう。

最後に、

「このまま、今の職場で働いていて良いのだろうか…」

この答えは、本書にはない。しかし、あなた自身がこの答えを導くためのヒントは潤沢にちりばめられている。本書が「あなたらしい仕事」「あなたらしい人生」の一助になれば幸いだ。

2019 年 9 月

三好 貴之

目　次

はじめに

Case **1**
木村 大輔 @ 35 歳
男性
理学療法士 1

第 **1** 章
医療・介護業界のキャリアと
これからのキャリア・デザイン　17

1-1　なぜ、医療・介護業界でキャリア・デザインが必要になったか　18

1-1-1　すでに日本に "一生安泰" の業界は存在しない　18

1-1-2　そもそもキャリアとは何か　20

1-1-3　キャリアを築く 3 つの軸　22

1-1-4　3 次元で自分のキャリアをとらえる　24

1-2　スキル・モチベーション・マーケットバリューをどう高めるか　26

1-2-1　スキル　26

1-2-2　モチベーション　28

1-2-3　マーケットバリュー　29

1-2-4　まずは、1 万分の 1 のレアカードを目指す　31

1-3　年代別のキャリアデザイン　33

1-3-1　20 代のキャリア・デザイン　33

1-3-2　30 ～ 35 歳までのキャリア・デザイン　34

1-3-3　35 ～ 40 歳までのキャリア・デザイン　36

1-3-4　40 代以上のキャリア・デザイン　38

1-4　雇われる力（エンプロイヤビリティ）を高める　40

1-4-1　マーケティング思考を持つ　40

1-4-2　教育は投資という感覚を身につける　42

1-4-3　結果を出すことにこだわる　45

1-4-4　まとめ　46

Case 2
井上 梓 @ 28 歳
女性
看護師 ･･ 49

第 2 章
キャリア・デザインの流れ
間違えないキャリアを歩むための基礎知識　65

2-1　キャリア・デザインの「自分ポートフォリオ」を整理する　66

2-2　キャリア・トランジッション　73

2-3　キャリア・ドリフト　79

2-4　キャリア・アンカー　84

Case 3
斎藤 守 @ 28 歳
男性
作業療法士 ･･･ 89

第 3 章
キャリア・デザインの
フレームワーク　103

3-1　個人のキャリア形成に向けた " 道しるべ "　104

3-1-1　キャリア・モデルの理解を深める　104

3-1-2　キャリア人生のすべては「己の理解」からはじまる　106

3-1-3 「能力」「価値観」を"色濃く"したキャリア選択が重要　108

3-2　キャリア・デザイン・ワーク　112

3-3　「仕事理解」はマーケットを理解することから　116

3-3-1 「マーケット」について　117

3-3-2 マーケットは常に変遷している　118

3-3-3 個人がキャリアでマーケットを選択するということ　120

3-4　「市場価値」と「コモディティ」の関係　124

Case **4**

佐々木 信二@30歳
男性
臨床工学技士 129

第**4**章
キャリア戦略　145

4-1　知っておきたい「キャリア実践戦略」の基礎　146

4-1-1 キャリア実践戦略を確かなものにする思考　147

4-1-2 これからキャリア実践戦略を立てる上で
おススメする『3つ』のスキル　148

4-1-3 これからキャリア戦略を立てる上で押さえたい3つの働き方　156

4-1-4 これからのキャリア戦略を大予想
－2020年以降の医療・介護職キャリアモデル－　158

4-2　ポスト平成の医療・介護職人材に求められる
キャリア実践戦略思考　162

4-2-1 PL型キャリア思考の脱却から
ファイナンス型キャリア思考への転換　162

4-2-2 掛け合わせキャリアという言葉の弊害
－"質"を考える－　166

4-2-3 医療・介護職はＩ型でもなくＴ型でもなくＨ型を目指すべき　168

4-2-4　これからのキャリア戦略の立て方まとめ
　　　　－ベクトルキャリアモデルの提案－　170

おわりに　175

「PTOTST の夢企画」　177

Case 1

木村 大輔 @35歳

男性

理学療法士

Case 1

　木村大輔は、その地域では知る人ぞ知る大きなクリニックで理学療法士として働いている。そのクリニックはこれから高齢化を迎える地域において整形外科ではNo.1の患者数を誇っており、毎日かなりの数の外来患者が来院している。木村は主に外来患者を診ているが、夕方からは近隣の高校や大学から来ているスポーツリハビリの患者も数名担当していた。

　木村はリハビリの養成校を卒業して最初は、急性期の病院へ就職し6年間勤務した。特にこの病院に不満があったわけではないが、もう少し長い期間患者と関わりたいと思い、このクリニックへ転職した。転職当初は、木村の希望通り、長い期間患者を診ることが可能であったし、日曜日が休みなので、自分の興味のある分野の研修会に確実に参加できることが嬉しかった。勉強熱心な木村は、近隣で行われる研修会のみならず、遠方の研修会にも3か月に1回は参加していた。そして28歳の時には、アメリカで1週間研修を受け、海外の認定資格も持っている。もちろん、自分が研修を受けるだけではなく、学会発表や専門誌への論文投稿なども積極的にし、充実した日々を送っていた。

　私生活の面でも29歳で同じ理学療法士と結婚した。30歳で第1子の妊娠が分かった時点で、妻の要望もあり、マイホームを購入することにした。ここで初めて自分の給料がここ数年上がっていないことを妻に指摘され、時々けんかになることもあった。給料を上げようにも、自分で自分の給料を決められるわけではないし、今後、出世もできるかどうか分からない。給料の高い職場へ転職するという方法もあるが、今の職場に不満があるわけではない。特に自分の好きなスポーツリハビリができる職場は限られている。

「給与は上げたい、でもどうして良いのか分からない」

　木村はそんな悶々とした気持ちのまま、仕事を続け、マイホーム購入の準備を進めざるを得なかった。そんな時、養成校時代の親友だった真壁勝から連絡があり、お酒を飲みに行くことになった。

「カンパーイ！」
　2人で数年ぶりにビールジョッキを交わす。
「勝、お前、どこで働いてたっけ？」
「あー、今は、地元の小さな病院だよ。給料はそんなに良くないけど、休みはしっかり取れるし、残業もないし、まあ、満足しているよ」
「そうなのか。でも、もっとたくさん給料が欲しいと思わないのか」
「まあ、思うのは思うけどさ。お金たくさんもらったらその分、"責任"が伴うだろ。知っていると思うけど、俺、そういう"責任感"とかまったくないんだよ。自分勝手に好きなように働きたいからさ。給料は、今くらいで十分だ」
「そうだな。お前は昔から自由人だからな。実は俺、マイホーム買うことになって。もっとお金必要なんだよね」
「ふーん。いくら？」
「いくらって…まあ、たくさん、だよ、たくさん」
「え、たくさんって1億くらい？」
「いやいや、俺が1億の家なんか買えるわけないだろっ」
「冗談だよ！でもさあ、お金が欲しいっていうのなら、具体的に"○円必要"ってしないと不安だけが募るだろう。俺も、3年前にマイホーム買ったんだけど、そこは、ファイナンシャルプランナーと一

3

緒に資金計画立てたからね」

「勝、お前、意外としっかりしてるな」

「意外は、余計だよ（笑）。俺は自由人だが、天然系ではなく、計算高い自由人なんだ」

「なんかお前らしいよ。確か、国家試験の勉強も俺より適当にしながら、いつも点数は良かったもんな」

「そうだ、受験勉強も人生も"傾向と対策"だよ」

「なるほどな。学生の時にそれを聞いておけば良かったよ」

「まあ、それはそうだな。でも、大輔のガッツはみんな認めてたよ。確か、卒業して外国に行ってなかったっけ」

「あーアメリカに1週間ね」

そこから、木村は、アメリカでの研修や学会発表、論文投稿、スポーツリハビリの経験を武勇伝のように語った。真壁は、その話を遮ることなく、ニコニコしながら聞いている。

「いや、いや、恐れ入りました。それはすごい。大輔がそんなことになるなんて。俺より成績悪かったくせに。あはははは」

どんなに嫌味を言っても、冗談に聞こえるのは、真壁の人徳だろう。そして、真壁は、ビールを一口飲んで、まじめな顔で木村に聞いた。

「でも、そんなに頑張っても給料が上がらないってことだよな」

「そーなんだよー」

木村は、先ほどの武勇伝が嘘のように、頭を抱えながらため息をついた。自分はこんなに頑張ってきたのに、なぜが自由人の真壁に学生時代同様に負けているような気がしてならない。

「ところで、勝はどうなんだよ。給料安いって言ってたけど、やってけるのかよ」

「まあ、病院の給料は安いけど、俺、副業やってるから」

「副業？まさか病院に隠れて他の病院とかで、非常勤で働いているとか？」

「あははは。そんなんじゃないよ」

「じゃあ、怪しい、ビジネスに手を出しているとか？」

「わざわざ、そんな危ない橋を渡るわけないだろ」

「じゃあ、何なんだよ、その副業って」

「実は…」

真壁はあえて間を作り、木村の反応を楽しむ。木村は、"早く教えろ"と言わんばかりに真壁を凝視している。

「障害者の就労支援のアドバイザーをやってんだよ」

「障害者？アドバイザー？」

「そう。うちの親の関係で、障害者の就労継続移行施設を経営している人がいて。ぜひ、手伝ってほしいって言われてね。でも、障害者とか就労とかよく分からなかったけど、調べてみたら、理学療法士のスキルが結構生かせると思って。実際にもう2年ほど関わっているけど、利用者さんを評価して、どんな作業ができるか、それができれば、どんな仕事ができるかを施設や仕事先の人たちに指導するんだ。自分の病院では、医師の指示の下にある程度、決められたリハビリを提供してるんだけど、障害者の方は誰の指示もないからその分、やりがいがあるんだよね」

「なんかすごい話だな」

「最初は、1事業所だけだったんだけど、今は3つの事業所をアドバイスしているんだよ。まあ、病院の休みを使ってるからそんなにたくさんはできないんだけどね」

「病院は、それでOKなのか。もしかして、隠れて仕事しているの

か？」

「あー、院長には最初から話しているから OK だよ。まあ、病院と障害者施設じゃ競合にならないしね」

「勝が、アドバイザーだとはなあ。俺なんて、35 歳にもなって、出世もしていないただの理学療法士だよ。うらやましいなあ」

木村はそう言うと視線を落とし、ため息をついた。

「それで、聞きにくいけど、その仕事っていくらもらってるんだ？」

「障害者の方は月 20 万だ」

木村は、さらに大きなため息をついた。おそらく病院と本業と障害者施設の副業を足せば、木村と比べて年収が倍近くになるだろう。

「うらやましいを超えて、怒りすら覚えるよ」

その後、2 時間ほど酒を酌み交わしたが、何とも言えない敗北感なのか焦りなのか分からない感情が沸々と頭の中を支配して、その後の話は一切覚えていない。

「なんで、同じ理学療法士、同じ学校出身で、給料が倍も違うんだ。むしろ、俺の方が、理学療法士として知識も技術も実績も上なのに、給料が低いなんて納得できない。世の中、不公平だ！」

そして、何の進展もないまま、数日が過ぎる。木村の頭の中は、「転職するべきかどうか」で一杯になっていた。家に帰れば、「理学療法士　求人」でウェブサイトで検索して、今のクリニックよりちょっとでも給料が高ければ、その病院のホームページや口コミを調べる毎日が続く。ある病院では、今よりも給料が 2 万円ほど上がるが、ホームページの写真では、若いスタッフが多く、「リハビリ主任」の写真が出ていたが、おそらく自分より年下で働きにくいに違いない。また、違う病院では、今よりも給料が 1.5 万円高いが、「365 日リハビリ

を提供します。」と書いてあり、土日勤務は確実だ。そんなことで、求人サイトやホームページに一喜一憂しながらの「迷走する毎日」が続いた。

　そんな木村にも大きな機転が訪れた。それは、いつものようにウェブサイトで検索をしていたら「医療職のためのキャリア・デザインセミナー」の広告を発見した。木村は、無意識にそのバナーをクリックすると…

　　　こんな方が対象です！
　　　☐　これからの自分のキャリアに不安を抱えている方
　　　☐　頑張っているのに給料が上がらないと不満を抱えている方
　　　☐　もっと、自分らしいキャリアを手に入れたい方
　　　☐　副業に興味のある方

と書かれてあり、「全部自分のことだ！」と興奮し、その勢いのまま参加申し込みをした。

　木村は理学療法の学会や技術系のセミナーには毎月のように参加しているが、それ以外のジャンルでは初めてで緊張しながら会場に向かった。会場は、駅前の会議室で木村は30分前に到着した。受付に行くと木村は緊張を隠しながら、名前を告げた。そして、会場に入ると、真ん中くらいの席に着いた。すでに5人くらいが着席し、全員スマホで何かをしている。
　「はじめまして、木村さん」
　スマホから顔を上げると見知らぬ男性が立っている。

Case 1

「あ、初めまして…」

「本日の講師を務めさせていただきます、野口と申します。よろしくお願いいたします」

そういうと、野口は名刺を差し出した。そこには、「株式会社メディカルキャリア　代表取締役　野口哲彦」と書かれていた。おそらく、木村と同じ年齢か、少し上くらいだろう。そして、驚いたのが、代表取締役の下に「理学療法士」と書いてある。木村が一瞬「えっ」という表情をすると野口は、

「そうなんです。私も理学療法士なんです。今日は、仲間にお会いできて嬉しいです」

と間髪入れずに、野口は続ける。

「え、何で理学療法士がこんなセミナーの講師をしているか、ってことですよね。そこは、セミナーの冒頭で詳しく自己紹介しますので、ぜひ、お楽しみにしてください。じゃ、今日はよろしくお願いします！」

いよいよセミナーが始まる。会場は、いつの間にか30名の参加者で一杯になっていた。そして、時間きっちりに野口が登壇する。

「皆さん、本日はようこそお越しくださいました。ありがとうございます」

そして、野口は、早速、自己紹介に入る。野口は、もともとコンピューターのシステムエンジニアをしていたが、人と関わる仕事がしたく、20代中盤で夜間の理学療法士の養成校に通い、30歳手前で理学療法士となった。就職した病院では、100名を超える療法士が在籍し、ベテラン療法士からは丁寧に指導を受けることができたし、人間関係も悪くはなかった。しかし、3年が経過し自らのキャリアを見直

す時期がきた。自分は遅れて理学療法士になったため、給料は、20代前半の療法士と同じだという現実に直面した。最初は、「勉強のためには仕方がない」と思っていたが、35歳が見えてきた時、せっかく転職してこの業界に来たのに、給料は、前職の半分しかない。もちろん、仕事の価値は給料だけではないが、今後の人生を考えたときに、本当にこれでよいのかと考えたのがキャリア・デザインを知るきっかけだった。

「皆さんも、いかがでしょうか。当時の私と同じだという方は、挙手をお願いします」

すると2割くらいの参加者が挙手をした。もちろん、木村も「給料」がきっかけでこのセミナーに参加しているのだから、野口と同じだ。ただ、何かお金に困っていることを自ら申告するのも恥ずかしいのと、自分のなかにある小さなプライドが邪魔して挙手はしなかった。

「はい。ありがとうございます。おそらく挙手をされていない方も給料に関しては関心が高いと思われます。では、まずは、キャリア・デザインをしていく基礎であるキャリアの3軸からお話していきます」

そう言うと、スクリーンには「スキル・モチベーション・マーケットバリュー」の図が映し出された。野口は、それを1つずつ説明した。

まずは、「スキル」に関しては、社会的スキルと職業的スキルがあるとのことだ。社会的スキルで一番重要なことは、「コミュニケーション能力」であり、これを高めるためには、まずは自己分析を行い「自分を知る」ことが重要だということだ。そして、職業的スキルは、

その職場で必要な医療の知識や技術だと説明した。木村は、後者の職業的スキルは理学療法士になって磨き続けてきたが、前者の社会的スキルは、高いのか低いのか分からない。

「職業的スキルは、皆さんの方がよくご存じですので、私の方では、社会的スキルを深掘りしていきたいと思います。では、お手元の白紙に『自分の自己紹介』を箇条書きで構いませんので書いてください。できれば30個は欲しいですね」

木村は書き始めた。最初は、名前や勤務先、家族構成など10個を書いた。そこからは、自分の性格や嗜好を少し書いてはみたが、思った以上に書けない。結局、全部で15個書いたところでギブアップした。

「はい、30個書けた方、挙手をお願いします！」

野口は、参加者に質問するが、参加者は口々に、「難しい」「書けないものだな」と苦笑している。結局、誰も挙手をしていない。木村は、誰も書けていないことに一安心すると同時に他の参加者同様に「意外に、自分のことを知らない」と認識できた。

「キャリア・デザインの基本は、ここからなんですね。自分は、どんな人間なのかを知るところから始まります。答えはないのですが、これを自問自答することこそが、キャリア・デザインなんです」

野口は、はっきりと言い切った。さらに、キャリアの3軸のモチベーションの話をした後、いよいよ給料の本題に入る。

「では、最後に皆さんの給料を決めるのは、何だと思いますか？隣の方と話し合ってみましょう」

そういうと、隣に座っていた、自分と同じ年齢くらいの看護師と話をした。お互い簡単な自己紹介を済ませ、意見を交わした。その看護師も木村同様に、一生懸命勉強してきたが、給料が上がらないことに

将来の不安を持っていた。短い時間だったが、ワークのなかで、給料を決めるのは、

　　・保有資格の価値（医師や弁護士は給料が高い）
　　・世の中に対するアイデアを持っている（IT系社長や大きな会
　　　社の社長）
　　・特別に何かすごいスキルがある（歌手、ダンサー）

　会場から聞こえているワークの内容も木村たちとほぼ同じような意見だ。
　「はいはい。ありがとうございます。そうです、そうです。結局、皆さんの給料を決めているのは、一言で言えば皆さんの市場価値、つまり、マーケットバリューです。皆さんの持っている資格やアイデア、スキルが今の職場をマーケットだとすると、それだけの価値があるかです。もし、独立起業をお考えであれば、社会全体がマーケットになります」
　木村は、マーケットバリューなんて一度も考えたことがなかった。資格を取って、大きなクリニックで働けば給料は自動的に増え、一生安泰だと思っていた。しかし、現実はそうではなかった。木村の働くクリニックではここ数年、理学療法士を1名募集すると、10名以上が応募してくる。つまり、木村の働くクリニックでは「理学療法士の資格」には困っておらず「ただの理学療法士」ではマーケットバリューが低い状態となるのだろう。
　「結局、マーケットバリューを一番わかりやすく表現すれば、『希少性』と言い換えることができるでしょうか。需要に対して、供給が少なければ、もちろんマーケットバリューが上がります。職場や社会で

Case 1

困っていることに対して、解決できるスキルを持つ希少性の高い人、この人がマーケットバリューが高まりやすいのです。皆さんの持っているスキルのなかでマーケットバリューとなり得るような希少性の高いものはあるでしょうか」

木村が真っ先に頭に浮かんだのが「スポーツリハビリ」の分野だ。周囲の医療機関では、大学病院を除いて、スポーツリハビリに関わる理学療法士は少ない。スキルとしては、今まで10年以上勉強してきたし、アメリカにも行った。また、これからのこの分野でやっていきたいというモチベーションもある。あとは、どのようにマーケットバリューを高めるかだろう。

セミナーが終了し、木村は自分のキャリア・デザインが何となく見えてきた。しかし、給料を上げるためのマーケットバリューの高め方までは理解できていない。おそらく、これには、ビジネスの経験がある程度は必要なのだろう。そこで、セミナーが終わり野口に個別に質問をしてみる。

「自分はスポーツリハビリの分野でマーケットバリューを高めたいのですが、どうすれば良いと思いますか。もう少し、給料の高い職場へ転職しようかどうか悩んでいます」

木村は、自分のスキルや今までの経験を端的に説明し、野口に単刀直入に聞いてみた。

「それは、すごいスキルですね。そうですね。あくまでも今の木村さんの状況から考えるといきなり、転職するのは厳しいでしょうね。そのスポーツリハビリのスキルが生かせる職場ってそんなにないんですよね。ですから、今のクリニックでのマーケットバリューを高めるのはどうでしょうか」

「転職は考えない方が良いということでしょうか」

「はい。安易に給料だけで転職するのは一番、良くないパターンです。マーケットバリューが高まれば、必然的に給料は上がっていきます。まずは、“今の職場でもっとできること”があると思いますよ」

次の日から木村の脳裏には“今の職場でできること”が堂々巡りしている。確か野口は「職場や社会で困っていることに対して、解決できるスキルを持つ希少性の高い人、この人がマーケットバリューが高まりやすい」と言っていた。つまり、困っていることで、自分が解決できそうなことを探せば良いのだろう。今までは自分のスキルアップと患者の治療だけを考えてきたが、職場や社会の困っていることと自分を繋げて考えてこなかった。しかし、何か困っていることはないかという新たな視点で職場や社会を見てみると意外にたくさんあることに気づいた。例えば、普段、スポーツリハビリに関わっていない理学療法士のなかにもスポーツリハビリをやってみたい人が多くて、木村の知識や技術を習いたいという希望があった。さらに、患者の高校生の話を聞けば、「みんな専門家から正しいトレーニング方法を教えて欲しいと思っている」ということを聞いた。

それから、木村は、同僚の理学療法士に対してスポーツリハビリの研修会を定期的に開催するようになった。するとクリニック外の理学療法士も教えて欲しいと徐々に木村の研修会へ集まるようになった。さらに、ボランティアで近隣の中学校や高校へケガをしないためのトレーニングやコンディショニング方法を教えに行くようなった。

そのようなマーケットバリューを高めるための活動を始めて半年が過ぎた。そこで木村が思ったことは、みんな本当に困っていて、自分の知識や技術を伝えることで喜んでもらえていることだ。今までは、

自らプレイヤーでスポーツリハビリで結果を出すことだけを考えてきたが、マーケットを意識することで、困っている人は、患者だけではなく、同僚や患者以外の高校生や大学生にいることも分かった。木村は、おそらく同じように困っている人が全国にもいるのではないかと考え、ブログを始めてみることにした。

ブログを始めてすぐに反応があった。遠方の理学療法士から「自分はスポーツリハビリの経験はないが、こんな患者を担当しているので、どうしたらいいでしょうか」とDMが来た。何度かのやり取りをし、解決できたようで大変感謝された。また、徐々にブログの閲覧数も増加し、それに合わせて質問のDMも増えてきた。

そして、DMの中には「一度、私の病院へ教えに来て欲しい」や「研修会の講師に来ていただけないでしょうか」という問い合わせが入ってくるようになった。院長に「このような問い合わせがあり自分もぜひやってみたい」と恐る恐る言ってみると、「ぜひ、やってみなさい」ということで快諾された。おそらく今までのクリニックや高校への指導も高く評価してもらっていたようだ。講師料ももちろん、クリニックじゃなく、自分でもらっても良いと了承を得た。

最初は、3か月に1回くらいのペースでの講師依頼だったが、給料以外で、初めて「副収入」を得たときの感動は何物にも代えがたい。クリニックの看板もあるが、自分のスキルで社会から直接収入を得た。そこから、ブログの閲覧数の増加と共に講師依頼も増加し、半年後には、毎月どこかで研修講師をするようになった。さらに、理学療法士向けの研修だけではなく、高校生や中学生の学生や先生向けの研修も頼まれるようになった。また、ブログの一部を有料化したり、専門雑誌からの執筆依頼が来たりするようになった。

気付けば、このような副業からの収入が20万円を超える月も出てきた。もちろん、休みはほとんどないし、まだまだこの収入が安定しているとは言えないが、クリニックの仕事と研修講師の仕事を同時にでき、かつどちらも収入があることで、一番喜んだのは妻だった。もちろん、木村にとって自分の好きなスポーツリハビリの分野で仕事ができ、評価してもらえるのが何よりも嬉しかった。特に、妻や院長が応援してくれるのが心強い。

　2年後、木村は駅前の会議室にいた。2年前受講した、「医療職のためのキャリア・デザインセミナー」だ。もちろん、受講生ではない。自分のキャリア・デザインを考えるきっかけになった野口へ現状の報告とお礼のメールをすると、「ゲストスピーカーとして自分の体験を話していただけないか」と依頼された。
　登壇して参加者の顔をみると、みんな不安な顔をしている。確か、2年前の自分もそうだった。ただ、2年前の自分と違うところは、キャリア・デザインをしっかり考えて、マーケットバリューを高めるために活動してきて今がある。他人に与えられる仕事や人生ではなく、自分で考え、切り開いてきた2年間だった。

「じゃあ、よろしくお願いいたします」
　木村は、自分の体験談をしゃべり始めた。そう、2年前の自分に話しかけるように。

第 1 章

医療・介護業界の
キャリアとこれからの
キャリア・デザイン

New Career Design

第 1 章　医療・介護業界のキャリアとこれからのキャリア・デザイン

1-1 なぜ、医療・介護業界でキャリア・デザインが必要になったか

1-1-1　すでに日本に "一生安泰" の業界は存在しない

　よく「これから高齢化社会だから医療や介護の仕事は "安泰"」だと言われないだろうか。これは、正しいようで間違っている。確かに、医療や介護の仕事自体は安泰だが、あなたの雇用まで安泰かどうかは分からない。

　日本の戦後からの高度経済成長は「終身雇用」「年功序列」という世界でも類まれな雇用制度をエンジンに急成長を遂げた。一度就職してしまえば、そのまま定年退職まで雇用は保証され、さらに徐々に給与も上がっていく。つまり、自ら「キャリア・デザイン」を描かなくても職場が自分のキャリア・デザインをしてくれていたわけだ。それを証拠に、終身雇用も年功序列も「働く人のライフステージに合わせて」設計されている。一番給与が高くなるのは 50 代で、これは子どもの学費に一番お金がかかる時期だからだ。

　しかし、今はどうだろうか。まず、終身雇用はすでに制度崩壊を起こしていると言ってよい。その証拠に日本の大手企業が続々と早期退職制度を推奨したり、わざわざ記者会見を開いて「もう終身雇用は限界だ」と言ったりしている。その一番の原因は、企業の寿命は年々減少していることが大きい。ある調査によれば、企業の寿命は、1970 年初頭には約 50 年あったのに対し、2008 年では、10.5 年となっている。現在は、すでに 10 年は

切っていることが予測され、働く人の労働期間より企業の寿命の方が短くなっているのだ。

　また、たとえ企業が存続していたとしても、高度経済成長期ではない今、売上が右肩上がりにならない環境下で、毎年、給与だけが右肩上がりになる年功序列制度の維持も難しい。実際に、『平成29年国民生活基礎調査　厚生労働省』によれば、世帯所得の平均は平成6年が「664万円」だったの対し、平成29年では「560万円」と100万円以上も減少している。さらにこの560万円以下の世帯数は、全体の61.5%となり、生活が「苦しい」と回答しているのも55.8%と半数を超えている。つまり、このまま企業にぶら下がって仕事をしていても雇用は保証されず、給与も上がらないために、キャリア・デザインを企業ではなく、働き手である自分が描かざるを得なくなったのだ。

　医療福祉機構の『平成28年　医療福祉機構の調査』によれば、「一般病院の医業利益率は0.3%で、41.2%が赤字」としている。また、2025年に向けた地域医療構想では、多くの地域が「病床の過剰供給状態」であり、人口減少とともにさらに厳しい経営が待ち構えている。また、介護施設も介護報酬改定ごとに多くの施設が、収益や利益率が下がってきており、医療同様に2025年から2030年以降、人口減少と社会保障費削減の政策のバブルパンチのなか経営をしていかなくてはならない。

　つまり、医療・介護業界は、「一生安泰」な業界ではないのだ。

　そして、その業界で働く私たちは、自分の病院や介護施設にぶら下がり「一生安泰」なんてのんきなことを言っていられなくなった。最低賃金の引上げや働き方改革など労働者にとって優位な政策が続いている一方で、その分、経営者から見れば「きちんと働いてくれる人」を求め、逆に組織にとって必要のない人への風当たりは厳しくなる。今、医療・介護業界で

第1章　医療・介護業界のキャリアとこれからのキャリア・デザイン

働く人は、自分のキャリアを真剣に考え、自分の病院や介護施設にとって、もしくは社会にとって「なくてはならない人材」になるために"自分で"キャリア・デザインをしなければならなくなった。それも、「有資格者としてのあなた」だけではなく、社会人、職業人もしくは、人間としてのあなたのキャリア・デザインが求められているのだ。

1-1-2　そもそもキャリアとは何か

まず、キャリア（Career）とは何かを考えていこう。キャリアの語源は、馬車のような車輪のついた乗り物や荷台を指す。つまり、運ぶ、連続的に進んでいくというイメージでこれが仕事上での時間経過と結びついて表現されるようになった。例えば、「キャリア官僚」や「キャリア・ウーマン」などは「バリバリ仕事をしている人」というイメージがあり、「資格を取って、キャリア・アップしよう！」は通信講座の常套句だ。よって、すでにこのキャリアという言葉自体は、多くの人は周知していると思う。

キャリアの代表的な定義としては、ホール（Hall, D. T）は「生涯にわたり、仕事に関係した経験や活動と関連して、個人が知覚した態度や行動の連続である」と定義し、シャイン（E. H. Schein）は「外面的、内面的に個人の概念を構成している階級」としている。他の定義をみても多くの場合が、職業上のキャリアを指している場合が多い。そして、このキャリアには大きく2つあるので紹介しておく。

●客観的キャリア

昇進や異動、栄転など外部からみて誰でも分かるキャリアのこと。有名なのは、シャイン（Schein, E. H）が示した「キャリアコーン」

であり、これは、組織の側面からとらえることができる。

●主観的キャリア

　本人が自分のキャリアをどのようにとらえているか。技術や知識、人間関係、ステータス、またそれらに対する満足度など個人の側面からとらえることができる。

　かつては、客観的キャリアが重視されてきた時代がある。1970年代までの高度経済成長期では「出世レースのために、朝から晩まで働いて、家族を犠牲にして」というようなワーカーホリック的な働き方が主流であり、戦後復興、経済成長と続く「勤労奉仕」の精神こそが日本人の仕事観であった。

　しかし、1990年代後半に入り、経済が停滞し始めた頃から、主観的キャリアも注目を浴びるようになってきた。「仕事も家族も大切にしたい」という「ワーク・ライフ・バランス」という考え方がかなり浸透してきた。日本人特有の「男性は外で仕事、女性は家で家事育児」から、女性が働くことが当たり前となり、さらには、「専業主夫」「育メンパパ」など仕事よりも家庭を重視する男性も増加してきた。また、「仕事よりも遊びやボランティアが大切」という人も増加している。

　また、今後、定年退職年齢が徐々に高くなり高齢者雇用も増加していくとなると、働いている高齢者は「お金のため」というよりも「社会貢献」として働いている場合も今よりも多くなるだろう。特に、医療・介護業界は、仕事の性質上、仕事自体が「社会貢献」であり、仕事をしていることが、自身の仕事に対する自尊心、誇りという主観的キャリアを高めるのではないだろうか。

　つまり、客観的、主観的キャリアの「どちらか」ではなく「どちらも」

第1章　医療・介護業界のキャリアとこれからのキャリア・デザイン

バランスよく高めていくことが重要だということだ。そのためには「何を」高めていけば良いのかを知る必要がある。

1-1-3　キャリアを築く3つの軸

　では、客観的、主観的キャリアを高めていくためには何を高めていけば良いのだろうか。これには3つのポイントがある。それは、「スキル」「モチベーション」「マーケットバリュー」だ（**図1**）。詳細は、後述するが、ここでは簡単に触れておく。

(1) **スキル**
　スキルは大きく分けて2つある。それは「社会的スキル」と「職業的ス

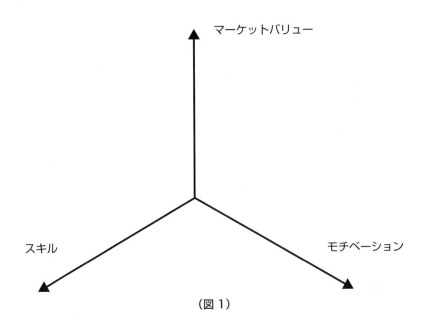

（図1）

キル」だ。

まず、社会的スキルであるが、これは、社会人としてのスキルだ。例えば、コミュニケーション能力、問題解決能力、文章能力、自己表現力などが挙げられる。次に、「職業的スキル」には、各職種の専門的な知識や技術がある。病院では、急性期、回復期、慢性期で求められる看護やリハビリ、介護のスキルは違うだろう。また、介護施設でも、介護老人保健施設、特別養護老人ホーム、グループホーム等の入所系施設や訪問看護、訪問介護、通所リハビリ、通所介護、小規模多機能などの居宅系サービスでもそれぞれに役割があり、それぞれに求められるスキルも変わってくる。

⑵　モチベーション

どんなにスキルがあってもモチベーションがなければ続けられない。いくら手術が上手な医師でも「手術が好きではない」となるとその仕事を続けていくのは困難だ。また、いくら高い給与をもらっても、やはり「嫌なものは嫌」で続かない。

さらに、難しいのが「自分は何でモチベーションが上がるのか」ということだ。食べ物でいえば、好きな食べ物、嫌いな食べ物はすぐに分かる。また、趣味の世界では、旅行が好き、フットサルが好き、ネットサーフィンが好きなど分かりやすい。ただ、これを「仕事の中で」どう見つけていくかだ。

⑶　マーケットバリュー

マーケットバリューとは日本語で「市場価値」という意味だ。ここでいう市場は大きく２つある。それは「組織」と「社会」だ。

認知症ケアで働くキャリアを選択した場合、今、自分がすでにグループホームで勤務していれば、その人の市場は「今の職場」となる。よって、

第 1 章　医療・介護業界のキャリアとこれからのキャリア・デザイン

今の職場での価値を上げることが重要だ。一方、今の職場がそうでない場合は、今の職場の新規事業として認知症ケアを行うか、もしくは、認知症ケアをしている施設へ転職する必要がある。そうなると、その人の市場は「認知症ケアをやっている施設」となる。

1-1-4　3次元で自分のキャリアをとらえる

　キャリアを築いていく上で、スキル、モチベーション、マーケットバリューと3次元でとらえていくことがポイントだ。医療・介護業界でよく見るのが「スキル・モチベーション偏重型」だ（**図2**）。例えば、盲目的に自分が好きな勉強をひたすらやり続け、結果、「私だけこんなに頑張っているのに給与が上がらない」と愚痴をこぼしている人だ。残念ながら、

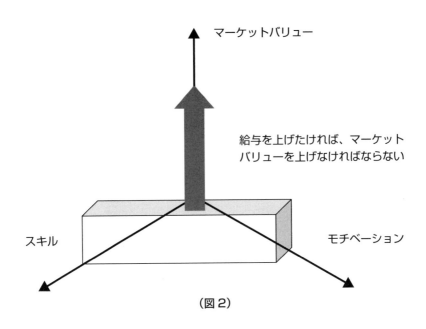

（図2）

1−1　なぜ、医療・介護業界でキャリア・デザインが必要になったか

給与は、自分の好きなスキル・モチベーションでは上がらない。給与を最終的に上げるのは、あなたのマーケットバリューだ。つまり、自分の好きなことではなく、組織や社会が求めるスキルを身につける必要がある。また、モチベーションだけでもスキルがなければ当然、マーケットバリューは上がらないし、マーケットバリューだけが上がることもない。マーケットバリューを見ながらスキルをあげ、モチベーションが続く仕事を見つけていくことが大切だ。

第 1 章　医療・介護業界のキャリアとこれからのキャリア・デザイン

1-2 | スキル・モチベーション・マーケットバリューをどう高めるか

1-2-1　スキル

　スキルは大きく分けて 2 つある。それは「社会的スキル」と「職業的スキル」だ。

　社会人スキルには、対人能力や情報処理力、思考力などがあるが、まず重要視されるのは対人能力であり、さらにコミュニケーション能力だ。それは、まず、私たちの相手は、患者や要介護者であり、コミュニケーションへの配慮が非常に大切なだからだ。さらに、「労働集約型」であるため、スタッフ同士のコミュニケーションも重要となる。

　私が、大学院で研究したのは「介護職員の採用活動と職場定着」であるが、そのアンケート調査で介護職員の採用決定要因として一番多かったのが「挨拶ができること」だった。さらに三番目も「コミュニケーションが取れること」であり、コミュニケーションスキルが低い人はこの業界では致命的なスキルの欠如となる。

　では、コミュニケーションスキルを高めるためにはどうすればいいのか。それは、「自分を知る」ことだ。「ジョハリの窓」で有名な心理学者ジョセフ・ルフト（Joseph Luft）とハリ・インガム（Harry Ingham）は、自分には「自分の知っている自分、知らない自分」「他人の知っている自分、知らない自分」を掛け合わせ 4 つの相があるとし、「自分の知っている自分と他人の知っている自分＝開放の領域」を大きくすることでコ

26

1−2 スキル・モチベーション・マーケットバリューをどう高めるか

ミュニケーションは良くなるとしている。特に、10代、20代では、まず、「自分はどんな人間なのか」と自問自答することだ（第3章でもマンダラシートやジョハリの窓のワークを解説しているので、ぜひ、取り組んで欲しい）。もちろん、机に向かって、「私は○○である」とひたすら書いても良いし、最近では、自己分析ツールが次々と出てきている。例えば、「ストレングスファインダー」では、自分の資質と上位5位の強みを導きだしてくれる。また、ティム・クラーク（Tim Clark）、アレックス・オスターワルダー＆イヴ・ピニュール（alexander Osterwalder and Yves Pingneue）の『ビジネスモデル You』（翔泳社）のなかには、たくさんの自己分析ワークがある。

　さらに、自己分析と同時に他人の評価も素直に受け入れることだ。もちろん、家族や同僚に「自分はどんな人間だと思うか」と聞いても良い。また、どうしても私たちの業界は人間関係が固定化されやすいため、同じ人間関係ばかりではなく、他の業界や違う年代の人とも交流し、自分を形成していくことは後々非常に良い経験になるはずだ。

　次に、職業的スキルであるが、これは単純に自分の職種や職場に必要なスキルだ。これには、職種ごとによって必要なスキルは違うだろうし、働く場所が、病院なのか、診療所なのか、介護施設なのか、居宅サービスなのかによって違う。

　職業的スキルを身につけるためには、やはり、そのスキルが必要な職場で働くことが一番だろう。例えば、急性期医療のスキルを身につけたいのに、介護施設で働いていては身につかないし、逆もまた然りだ。特に20代はまだ転職しやすく職業的スキルを身につけるのに早いに越したことはない。もし、自分の職場が自分のキャリアとミスマッチを起こしているのなら早く転職した方がよい。また、そうでない場合は、まずは自分の職場でしっかりとスキルを磨きつつ、外部の研修にも積極的に参加するのもよ

いが、基本的には「自分の仕事に関係がある範囲」のものを優先するべき
だ。例えば、整形外科に勤務しているにもかかわらず脳卒中の勉強会ばか
り行っている人がいる。もちろん、周辺領域の勉強という意味では悪くは
ないが、仕事に直接生かすことができない。まずは、自分の職場で必要な
職業的スキルを身につけ、次にそれを磨いていくことだ。

1-2-2　モチベーション

　次に、モチベーションであるが、よく聞くのが「30歳を過ぎても、熱
中できるものがない」という人だ。また、「毎日、決められたことだけを
こなして、本当にこのまま、これで良いのか」と悩んでいる医療・介護業
界の方は多い。

　モチベーションは、マズロー（Abraham Harold Maslow）の欲求階層
理論やハーズバーグ（Frederick Irving Herzberg）の二要因論などが有
名だが、いずれにしても「内発的動機」であるということだ。そして、こ
の内発的動機を高めるのは、給与や昇進といった外的報酬ではなく、自身
の達成感、成長感、自己実現感といった内的報酬だ。

　つまり、モチベーションは、仕事の業種や職場だけではなく、自分が、
内的報酬を得られるような働き方も考えることも重要なのだ。シャイン
（E. H. Schein）は、キャリアを決定する上で、これだけは犠牲にしたくな
い能力、動機、価値観をキャリア・アンカーと呼び、以下の8つに分類し
ている（キャリア・アンカーに関しては、第2章2-4で詳細に解説する）。

①　専門・職能別能力：特定の専門分野に関する能力

②　経営管理能力：組織のなかで管理者としてマネジメントをする能力

③　自律・独立：自分の仕事やキャリアは自分で決め、自由でいたい

④　保障・安定：雇用の安定が優先、仕事の中身や地位はあまり関心が

ない

⑤　起業的創造性：リスクがあってもそれを乗り越え、自分の意欲と能力に頼る

⑥　奉仕・社会貢献：世界を良くすること、誰かを救うことなどに価値を持つ

⑦　純粋挑戦：強敵に打ち勝つ、障害を乗り越える、不可能を可能にする

⑧　生活様式：自分、家族、キャリアのバランスをとりながら柔軟に振る舞う

　どんな職場で働き、どんな職務を行っているかはモチベーションにとっては必要であるが、シャインの指摘の通り、そのなかでの働き方もキャリアやモチベーションに大きな影響を与える。

1-2-3　マーケットバリュー

　そして、マーケットバリューは、大きく２つに分かれる。「組織」と「社会」だ。

　まず、組織であるが、組織のなかでマーケットバリューを高めるためには「組織が自分に何を求めているのか」を正確に把握する必要がある。確かに、新人の時は、患者や利用者の方向を向いて仕事をしていると思うが、ある程度経験を増してくれば、上司や経営者が自分に何を求めているか分かってくるはずだ。それは、実際の臨床や介護業務だけではなく、マネジメントや教育もあるし、業務改善や新規事業の提案もあるかもしれない。しかし、このようなことは多くの人はやりたがらない場合が多い。それは、単純に「仕事が増えるから」であり「どうせやっても給与は増えな

第1章　医療・介護業界のキャリアとこれからのキャリア・デザイン

い」と思っているからだ。しかし、仕事の報酬は、給与だけではない。キャリアを築いていく上で、一番重要なのは「経験」だ。この経験こそが未来への投資と考える。

　例えば、教育担当を任され、最初はプリセプターから始める。そして、そこできちんと実績を上げれば、次に教育対策全体のマネジメントを任され、最終的には院内や施設内全体の教育委員会の委員長になるかもしれない。また、新規事業を立ち上げ、それを成功させれば、次の新規事業には必ず声をかけられ、最終的には経営陣に加わるかもしれない。つまり、組織内で困っていることで、誰もやりたがらないことは「チャンス」なのだ。そこにこそ、あなたのキャリアを引き上げる上昇気流が待っていると思って良い。

　では、次に、社会だが、考え方は組織とまったく同じだ。社会のなかで困っているが誰もやりたがらないことを率先して行う。しかし、いきなり初めてのことを社会のなかでやり始めるのは難しい。よって、組織のなかでしっかり経験を積んだ上で、最初はボランティアや副業的に始めて徐々に事業化していけば良い。

　そして、このマーケットバリューの特徴は、「マーケットバリューで給与が決まる」ということだ。どんなにスキルやモチベーションがあっても、それを求めている人がいなければお金には結びつかない。今いるポジションから、組織のなかで「なくてはならない存在」になれば、それなりのポジションが与えられ、それに伴って、給与も上がっていくのは当たり前だ。また、1つの組織で困っていることは、他の組織でも同様に困っていることがある。すると、「うちにも指導に来て欲しい」「研修をして欲しい」など依頼がくるかもしれない。また、場合によってはそれで起業できるかもしれない。つまり、お金は「結果として付いてくる」ものであり、最初は、組織や社会が困っているけど誰もやっていないことを発見し、そ

れを自分から積極的に取り組み、スキル、経験を身につけ、成果を上げて、お金がもらえるという仕組みを組織でも社会でも作り出せばよいのだ。

1-2-4　まずは、1万分の1のレアカードを目指す

　元リクルート社員で民間人初の公立小学校の校長先生となった藤原和博氏の著書『藤原先生、これからの働き方について教えてください』（ディスカバー社）のなかで、自らの付加価値を上げ、100万分の1のレアカードになるべきだと提唱している。それは、まず1歩目として、100人に1人の存在となり、次にそのなかで100人の1人になるように2歩目を踏み出す。藤原氏の場合は、1歩目は「営業」、2歩目は「マネジメント」、そして、3歩目に「教育」で100×100×100で100万分の1の希少性の高い人材となるということだ。そして、それぞれのスキルは、おおよそ1万時間で身につくとし、1歩目を20代、2歩目を30代までに出しておくことで、40代では1万分の1のレアカードとなる。

　おそらくこれからの時代、誰でもできるような単純な仕事は、AIやロボットに置き換わっていくだろう。そうなると、残るのは人間にしかできない仕事だ。100万分の1までいかなくても1万分の1くらいには誰にでもなれる。医療・介護職であれば、すでに1歩目は踏み出している。次の2歩目をどこに踏み出すかだ。私の場合は、1歩目は「作業療法士」だったが、30歳の時に「マネジメント」の2歩目を踏み出し、34歳でリハビリ職出身の経営コンサルタントとして独立した。

　これは、起業しなくても、組織のなかでも十分にできることだ。例えば、「看護師×教育」「介護職×マネジメント」「理学療法士×ITスキル」など、2歩目に組織の中で困っていることでスキルを磨けば、その希少性

第 1 章　医療・介護業界のキャリアとこれからのキャリア・デザイン

でマーケットバリューは上がる。もちろん、キャリアの 3 軸の他の 2 軸で
あるスキルやモチベーションも考えて踏み出せば良い。なかには、「自分
は専門職としてその道を極めたい」という人もいるだろう。これは決して
悪いことではない。その人がそのようなキャリア・デザインをするなら別
に構わない。ただ、時代は大きく変化している。専門性を極め他のことは
やらないというのは言い換えれば、「1 本足」で立っている状態であり、
極めてバランスの悪いキャリア・デザインであることは周知しておく必要
がある。

1-3 年代別のキャリア・デザイン

1-3-1　20代のキャリア・デザイン

　多くの医療・介護職は、20代で学校を卒業し、資格を取って病院や介護施設へ就職する。20代でやらなくてはならないのは「専門職としての自立」である。それぞれの専門職として独り立ちできるように自己研鑽していく必要がある。しかし、病院や介護施設は、ただ臨床業務や介護業務の直接業務だけをやっているだけではない。カンファレンスや記録、安全、感染管理など直接業務を支えるための間接業務も多くある。また、職場の人間関係やチームワークなど実際に業務に関わってみないと分からないことがたくさんある。早期に退職してしまうケースは、思っていたのと違っていたという「リアリティ・ショック」も多い。リアリティ・ショックには大きく2つあり、「職務内容に関するもの」と「職場に関するもの」だ。職務内容に関するものは、医療・介護職の場合は、学生時代に現場実習に出ているため、あまり感じることは少ないだろう。一方、職場に関するものは、実習中の学生の立場と、職員という立場ではやはり違うもので、どちらかというと職場に関するリアリティ・ショックの方が大きいのではないだろうか。多くの医療・介護職は、それでも徐々に職場に適応していくが、適応しきれない場合は離職することになる。

　また、職場への適応を果たしても、次は、職場での自分自身の権力はなく、基本的には職場や上司の方針に従って働くことが中心となり、自分の

第1章　医療・介護業界のキャリアとこれからのキャリア・デザイン

思うような働き方で働くのは難しい。よって、新人の時は職場に適応できても一通り仕事を覚えるおおよそ3年後以降に次の離職の危機を迎える。

　ここで、転職した方が良いのかどうか迷うところだろうが、先ほど言ったように20代のキャリア・デザインでもっとも重要なのは「専門職としての自立」である。今の職場で物足らなくなれば、職場の研修補助の制度を使って外部の研修や学会発表をどんどんしていくべきであろう。また、場合によっては、時間的な余裕があれば、各協会団体の認定制度や大学院などにもチャレンジするにも丁度いい時期だ。もちろん、今の職場にもまだ学べる要素がたくさんあるかもしれない。病院に勤務している看護師であれば、訪問看護の経験を積めるかもしれないし、理学療法士であれば、通所リハビリの経験を積めるかもしれない。転職するかどうかは、このように「専門職としての自立」ができるかどうかで判断すべきで、安易に少し高い給与で異動してし、教育を受ける機会を失えば、30代、40代で取り返すことは難しいと考えた方が良い。特に、女性は、20代後半から30代まで、出産や育児で一時的に職場を離れる可能性も考えられる。よって、それまでにきちんと専門職としての自立を目指して自己研鑽して欲しい。

1-3-2　30〜35歳までのキャリア・デザイン

　30代はキャリアにとって非常に重要な時期だと言える。それは、一般的に「35歳転職限界説」が存在し、35歳を過ぎると転職が難しくなってくるからである。渡邉正裕著『35歳までに読むキャリアの教科書』（ちくま新書）では、仕事上のスキルアップのポテンシャルである「伸び率」と年齢に伴う能力低下の「消耗率」を比較すると35歳くらいで伸び率が消耗率を下回るため、組織は、どうしても20代の採用を優先する傾向があ

ると指摘している。日下隆一著『「理学療法士・作業療法士の給与総額とその規定要因について」(佛教大学保健医療論集第7号 (51-59頁、2013)) では、薬剤師、X線技師、検査技師、PT・OTの年収は35歳から徐々に給与の差額が大きくなってくる。つまり、35歳を契機に、年収が上がる人と、下がる人が出てくるという2極化が起こっている。

　この要因としてまず考えられるのは「出世したかどうか」であろう。30歳を過ぎれば、組織の中でも必要な人材と認められ「リーダー」や「主任」など部署長を支える立場になる人が出てくる。もちろん、そのままその役職に適応できれば良いが、すべての人が適応できるわけではない。「名選手、名監督あらず」という言葉があるように、リーダーや主任といったマネジメントが求められる役職においては、20代で培った「職種の専門性」だけでは通用しないことが多々ある。しかし、医療・介護業界では、まだまだこのようなマネジメントに関する教育は十分とは言えず、各法人、施設単位で育成するのも難しい状況であろう。

　勝原裕美子著『看護師のキャリア論』(ライフサポート社) では、看護の「仕事に対するコミットメント」と自分の働く「組織に対するコミットメント」の強弱で掛け合わせ、どちらも強い人が理想的だとしているが、実際には、「仕事に対するコミットメント」だけが強い場合や「組織に対するコミットメント」だけが強い場合があるとしている。これは、どちらが良いという話ではない。自分のキャリアが、専門職の「プロフェッショナル」なのか、組織マネジメントも含めた「ジェネラリスト」なのか、もしくは「どちらもやる」のかの選択を迫られる時期が来る。キャリアの3軸である「スキル」「モチベーション」「マーケットバリュー」を照らし合わせて選択して欲しい。30代は、ついに自分自身で「登る山を見つけ、決断する時期」なのだ。

1-3-3　35〜40歳までのキャリア・デザイン

　30〜35歳までは、自分のキャリアが、専門職の「プロフェッショナル」なのか、組織マネジメントも含めた「ジェネラリスト」なのか、もしくは「どちらもやる」のかの選択し、その山を登り始める。

　金井壽宏著『キャリア・デザイン・ガイド　自分のキャリアをうまく振り返り展望するために』（白桃書房）では、キャリアの歩み方に関して、自分の周囲の変化する世界への適応を「キャリア・サバイバル：アウトサイド→イン」、自分の内側をながめる「キャリア・アンカー：インサイド→アウト」の2つがあると説明している。今までは、20代の組織への適応や専門職としての自立、上司や組織からの課題による「キャリア・サバイバル」中心だったかもしれない。しかし、35歳を過ぎて、組織や社会からその実力が認め出されれば、「キャリア・アンカー」を中心とした働き方が徐々に実現できるようになるかもしれない。

　つまり、今まで受動的だった仕事を、能動的に切り替える時期になってきており、多くの場合、あなたの周囲の人もあなたの能動的な仕事に期待していることに気付くべきだ。しかし、残念ながらそれに気付かず、20代、30代前半と同じように受動的に仕事をしている人もいる。ただ、上司の言われたことだけをやって「自己陶酔的」に仕事をしていてはだめだ。組織の中の困り事を発見し、進んで解決するようにしていかなくてはならない。

　もし、自分が「プロフェッショナル」としてキャリアを築いていくのであれば、そのメリットを上司や組織にプレゼンテーションしていかなくてはならない。自分だけが成長するのではなく、組織全体が成長できるような仕組みを作っていかなくてはならない。また、組織のなかで「ジェネラ

リスト」としてキャリアを築いていくのであれば、新たにマネジメントやリーダーシップを学ばなければならない。今までは、リーダーや主任といった「補佐役」のポジションだったが、今度は、所長や委員長など1つのユニットを任されるかもしれない。もしかすると、「自分はそんな立場にはない」という人もいるかもしれないが、別に「公式」な役職でなくても何かのプロジェクトリーダーや飲み会の幹事でも良い。自分が中心となって周囲の人を動かしていく経験をどんどん積み上げていくことだ。ここで重要なのは、前述した「1万分の1のレアカード」である「第2歩目」を30代で完成させることが重要なのだ。「専門職×マネジャー」という2つのスキルを身につければ、40代はかなり有利にキャリアを歩めるようになる。これは、マネジメントではなくでも、例えば、SNSでフォロワー数が1万以上いるいわゆる「インフルエンサー」になれば、企業からの何らかのオファーがある可能性もある。また、イベントが好きな人であれば、地域で地道に開催してきたイベントでのコミュニティをきっかけに新たな仕事を依頼される場合もある。

　第2歩目のキャリアを築いていく上で、重要なことは、「いきなりお金を儲けようとしないこと」だ。すでに、あなたは1歩目で専門職として自立して、それなりの給与をもらっているはずだ。しかし、その1歩目を構築するのにどれくらいの時間とお金を投資してきたのだろうか。つまり、その時間とお金の投資があるから第1歩目で生計を立てることができているわけで、第2歩目もしっかり時間やお金をかけて自分のものにしていく必要がある。

　「副業で別のことをやってみたけど儲からなかったから失敗だった」という話を聞く。儲からなかったのは、第2歩目の副業の中身が悪かったということもあるかもしれないが、ほとんどの場合、まだその人のスキルが十分ではなく成果が出せるレベルになかったためだ。例えば、私の知り合

いで、「週末起業」でセミナー開催をしたい人が「どうすればセミナーで儲かるか」と相談に来た。私は「情報過多の時代に新参の個人がいきなり儲けを出すのは難しい。だから、最初は、小さく始めて、徐々にあなたのファンを増やしながら大きくしていくべきだ」と話をした。しかし、その人は、小気味よい内容のセミナー案内を大量に配布し、立派なセミナー会場を貸り、開催してしまった。残念ながら、思ったより参加者が集まらずかなりの赤字を出した挙句、参加者からのクレームもあり、その人は、その1回でセミナー開催はやめてしまった。

専門家と言うのは、医療・介護業界だけにいるのではない。セミナーやSNS、営業、イベントなどそれぞれの業種業態には、それぞれの専門家がいる。できれば、その専門家から教わったり情報収集をし、きちんとスキルを身につけていかなければならない。あなたを儲けさせるため、わざわざ価値のないものにお金を払う人は世界には誰もいないのだ。

1-3-4　40代以上のキャリア・デザイン

40歳を超えると、20代、30代できちんとキャリアを築いてきた人にとっては、仕事もお金も少し余裕が出てきている頃だろう。そして、キャリアの3軸である「スキル」「モチベーション」「マーケットバリュー」がバランスよく大きくなり充実した仕事ができているはずだ。もし、組織のなかである程度の役職に就いていれば、自分の提案が組織に通るようになってきている頃であるし、それだけ必要とされている自信もあるだろう。もちろん、給与も20代、30代に比べれば高くなっているだろう。

また、職種の専門性をしっかり高めてきた人は、養成校の非常勤講師や学会や研修会に呼ばれるようになっているだろう。また、組織マネジメントを一生懸命やってきた人は、研修講師や他法人のコンサルティンを頼ま

1-3　年代別のキャリア・デザイン

れるかもしれない。場合によっては、すでに、本業に加えてこのような副業も収入の柱になってきている頃だろう。

　また、今は「仕事だけ」「お金だけ」で評価される時代ではない。仕事では出世もせず、決して収入も多いとはいないが、家族円満で趣味にも没頭している「釣りバカ日誌の浜ちゃん」のような人もいる。これはこれで良いキャリアの歩み方だ。時々、40代の方から「自分はあまりキャリアを考えずにやってきたのですが、今からでも遅くないでしょうか」と質問される。確かに、20代からキャリアを築いてきた人と同じようになるには時間的にも難しい。しかし、今の職場で、一生懸命、愚直に働いていけば、そのうち「なくてはならない存在」になるだろう。それに年齢は関係ない。「もう自分は終わりだ」とダラダラ働いたり、上司や経営者の顔色だけを伺いながら仕事を続けるより「周囲の人のために一生懸命頑張る」と腹をくくって仕事をすればよいのではないだろうか。

39

第1章　医療・介護業界のキャリアとこれからのキャリア・デザイン

1-4 雇われる力（エンプロイヤビリティ）を高める

1-4-1　マーケティング思考を持つ

　エンプロイヤビリティ（employability）とは、「雇われる能力」もしくは、「雇われ続ける能力」という意味だ。組織と個人の関係は、終身雇用、年功序列という雇用制度の崩壊で大きく変わっている。終身雇用制度であれば、個人は企業に長く在籍しているので、能力開発やキャリア開発は企業が時間をかけて行えばよかった。しかし、企業の寿命は短くなり、個人のキャリア志向が高まるにつれて、組織と個人との関係は大きく変化してきた。終身雇用制度が通常だった時代は、組織のなかに個人が取り込まれる形で存在していたのが、徐々に、組織から出る部分が出てきたり、場合によってはフリーランス的に通常は組織の外部に存在しているが、必要に応じて組織のなかでスキルを発揮する個人もある（**図3**）。

　つまり、これからは、キャリア・デザインは働く個人が行い、組織にとって必要なスキルは何かを考え、自ら自己研鑽を積んでいかなければならない。

　では、どのようなスキルを身につけるべきなのだろうか。それには、大きく2つある。「ローカルスキル」「ポータブルスキル」だ。これに関しては第4章で詳細に説明をするが、「ローカルスキル」とは組織のなかだけで通用するスキルだ。もし、その組織で勤め上げ、出世を狙っているのなら、ローカルスキルを徹底的に磨くべきだ。自分の組織や経営者の思考や

40

1-4 雇われる力（エンプロイヤビリティ）を高める

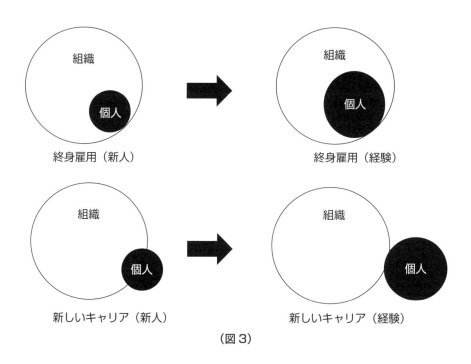

(図3)

性格の特徴をつかみ、先手先手で仕事をしていく。最終的に経営に直接関わるには、「医療・介護制度」「財務」「人事」「業務改善」などのマネジメントスキルが必要になる。これらをバランスよく身につけていき、徐々に部門や事業ユニットを任される存在になっていかなければならない。

　一方、「ポータブルスキル」は、組織を超えても使えるスキルだ。将来、複業や企業を考えている人は、このポータブルスキルを身につけた方が良い。渡辺秀和著『未来をつくるキャリア』（日経ビジネス文庫）では、このようなポータブルスキルを身につけることで「ハブ・キャリア」を築くことができるとしている。ハブ・キャリアとは、さまざまな業種業界から転入・転出可能なキャリアのことで、その代表的なものに戦略コンサルタントを挙げている。私自身も、1つの組織に属さず、マネジメントスキル

第1章　医療・介護業界のキャリアとこれからのキャリア・デザイン

を高めていった結果、医療・介護業界問わず、幅広く経営コンサルとして活動している。このポータブルスキルに関しては、ローカルスキルのようにバランスよくすべてのスキルを身につける必要はない。私のようにまずは、マネジメントならマネジメントに特化してスキルを身につけ、徐々に他のスキルを身につけていけばよい。複業や起業をして、市場で自分のスキルを商品化にするためには、バランスよりも、何か1つ「突出したスキル」を身につける方が市場へのインパクトが高まる。いわゆる「○○の専門家」としての地位を築くのである。

1-4-2　教育は投資という感覚を身につける

　専門職としてやそれ以外にキャリアを築いていく上で、自己投資をしてスキルを身につけていく。あなたは、専門職の資格を取って1人前になるのにどれくらいの時間と労力をかけただろうか。多くの場合、高校を卒業し、専門学校や大学に進学し、その後、資格を取って就職して、新人教育を受け、自分でも勉強し、3年くらいでやっと「あっ、こんな仕事なんだな」と分かるはずである。この間、すでに6〜7年をかけている。しかし、第2歩目である次のキャリアを築こうとした時には、安易に手を出して「上手くいかない」とか「自分には向いていない」とがっかりしていないだろうか。当たり前だが、仕事はそんな簡単なものではなく、一定の時間をかけてスキルを身につけなければ成果が出ないものだ。この期間は、すぐに収入に結びつかない「投資期間」である。自分への投資がきちんと行われ、そのスキルはマーケット（組織、社会）が求めるようなものであれば、「回収」する段階に入る（投資が終われば、すぐに回収できるわけではなく、ここでは回収の戦略が必要）。では、そのスキルはどのようにして身につければ良いのだろうか。実際に、私が経験した方法を下記に示

1-4 雇われる力（エンプロイヤビリティ）を高める

す。

① すでにやっている人に習う

　スキルを身につけるのに一番、最短な方法は、この「すでにやっている人に習う」ことだ。マネジメントスキルを身につけたければ、自分の上司や知り合いに習うこともできるし、小さな組織であれば直接経営者とやりとりしながらOJT（On the job training）してくれるかもしれない。ただ、ここで難しいのは、「簡単には教えてくれない」ということだ。自分が苦労して得た経験を信頼できない人に教える人はまずいない。なぜならば、向こうから「教えてください」と言ってきたにもかかわらず、教えても一向に取り組もうとしない人や「あれは良いけど、これはできない」と勝手に自己判断で良し悪しを評価してしまう人が意外に多いからだ。人から習う以上は、「その人のやり方をそのまま習う」覚悟でないといけない。これは、言い換えると「弟子入り」のようなものだ。もし、教えてくれないのならそれは、まだ、あなたがその人に認められていないからだ。もっと認められるためには、今、自分が置かれている状況で一生懸命に目の前の仕事に取り組み、成果を上げることだ。

② 外部から情報を学ぶ（本を読む、研修を受ける）

　結局、人が何かを学ぼうとしたときは、3つの方法しかない。それは、「人から学ぶ」「本から学ぶ」「研修を受ける」の3つだ。もちろん、今では、インターネットがあるのでWeb経由で学ぶこともあるが、Web経由でも、結局、同じことだろう。

　ここで使えるのが、専門職を取得したときのメタ学習だ。専門職のあなたは、養成校の受験や試験、そして国家試験などあらゆる「勉強」をしてきたはずだ。そして、そのなかで「このやり方なら一番学習できる」とい

43

第1章　医療・介護業界のキャリアとこれからのキャリア・デザイン

う方法をすでに身につけているのではないだろうか。その方法を使って、新たなスキルを身につければいいのだ。

　私の場合は、性格的に飽き性なので長期間、じっくりと勉強するのは向いておらず「短期集中型」で勉強すると決めている。例えば、キャリアを勉強するのは「キャリア」と書かれた本を片っ端から読み漁る。そして、その本のなかで「これは」と思った著者の研修会に参加するという方式だ。そして、自分が講師を務める時に少しずつ、勉強した話を盛り込んでいき、アウトプットする。きちんと自分自身がその内容を理解できていることであれば、上手くまとめて話ができるし、理解が十分でないときは、どうしても「ふわっ」とした話になる。そうやってトライ＆エラーを繰り返しながら自分のものにしていく。

③　大学院に行く、新たな資格を取る

　第2歩目のキャリアを築いていく上で、「大学院に行った方が良いと思いますか」「資格を取った方が良いですか」と聞かれる。答えは「どちらでも良い」だ。

　そもそも大学院は、キャリア・アップする場所ではなく、「研究する」場所だ。私も経営学の大学院に通ったが、同じ学生のなかで「自分のキャリア・アップ」が目的で来た人たちが、退学するのをたくさん見てきた。キャリア・アップが目的なら大学院はお金も時間もかかるのでお勧めしない。資格取得も同様に、資格を得たらキャリア・アップすると思っているならやめておいた方がよい。重要なのは、大学院も資格取得も「キャリアを築いていく上での1つのプロセス」であるということだ。特に、医療・介護職は、資格を持って働いているので安易に「資格を取れば給与が増える」と思っている。確かに、認定看護師のように報酬制度に紐づいていれば給与に反映されることもあるかもしれないが、私のように経営学修士

（MBA）を取っても給与手当は変わらないだろう。重要なのは、「資格を取った後の仕事の変化」だ。同じマネジャーでも「やっぱり MBA ホルダーは違うな」と周囲が思うかであり、専門職の修士でも「やはり大学院卒のあの人は違う」と周囲に認められるくらいの仕事ができるかどうかだ。結局は、自分自身の仕事をアップデートするために取り組むべきであり、大学院通学や資格取得はあくまでもプロセスであり、ゴールではないということだ。

1-4-3　結果を出すことにこだわる

　医療・介護業界では主に診療報酬や介護報酬が組織の収入源となっている。その構造は、ドナベディアンの質の評価に準拠し、3つに分類することができる。

　　構造評価：どんな患者・利用者・職員がいるか、どんな設備があるかなど
　　過程評価：どんな診療・ケアをしているかなど
　　結果評価：診療結果、ADL、在宅復帰率など

　このようになっている。このなかでも、構造評価、過程評価はまだ根幹の部分にあり、結果評価は、徐々に増えつつある項目である。なぜ、このようなことを冒頭に記述したかというと、あなたの専門職以外のスキルは「結果評価」でしか判断されないにもかかわらず、「頑張ったから評価して欲しい」「こんな資格を取ったから給与を上げて欲しい」と「構造、過程」レベルで評価を求める人が多いからだ。例えば、ラーメン屋さんでもどんなに腕の良い職人を配置し、最新式の機械を導入し、十分に考えられた方法で作られても、結果、そのラーメンが不味ければ意味がない。「○○を

やったから」「○○で頑張ったから」などは評価の過程に入らず、「で、どうなったか」の結果を出す必要がある。

金井壽宏著『働くひとのためのキャリア・デザイン』（PHP新書）では、キャリアを築いていく上では、最低必要努力量（MER、Minimum Effort Requirement）があり、自分がその世界に合っているかどうか感知できるほど努力をしていないのにその仕事を辞めてしまうことを危惧している。また、前出の藤原和博著『藤原先生、これからの働き方について教えてください』（ディスカバー社）では、その時間を「1万時間」としている。当然、一律的に「○時間」と定義することはできないが、日本のことわざに「石の上にも3年」という言葉があるように、何かを理解したり、できるようになったりするためには「一定の努力期間」が必要だということだ。そのためにもキャリアの3軸である「モチベーション」が必要となる。何時間やっても「飽きない」「面白い」というものに取り組むべきなのはそういうことだ。

1-4-4　まとめ

本章では、「医療・介護業界でキャリア・デザインが必要になった理由」「キャリアの3軸」「年代別のキャリア・デザイン」「雇われる力（エンプロイヤビリティ）を高める」と進めてきた。これらは、キャリア・デザインの基礎の部分だ。今まで、自分自身のキャリアを真剣に考えてこなかった人でも本章を読んでいけば、大まかなキャリア・デザインの概要はつかめるのではと思う。不足する部分に関しては、参考文献を読んでいただければと思う。

1-4 雇われる力（エンプロイヤビリティ）を高める

【参考文献】
1) ティム・クラーク、アレックス・オスターワルダー＆イヴ・ピニュール　ビジネスモデル YOU　翔泳社　2012
2) 藤原和博　藤原先生、これからの働き方について教えてください　ディスカバー社　2015
3) 日下隆一　理学療法士・作業療法士の給与総額とその規定要因について　佛教大学保健医療論集第7号　51-59頁　2013
4) 金井壽宏　キャリア・デザイン・ガイド　自分のキャリアをうまく振り返り展望するために　白桃書房　2003
5) 渡辺秀和　未来をつくるキャリア　日経ビジネス文庫　2017
6) 金井壽宏　働く人のためのキャリア・デザイン　PHP新書　2002

Case 2

井上 梓 @28歳

女性

看護師

Case 2

　井上梓は28歳の看護師。看護大学を卒業し、急性期病院へ就職した。看護部の教育ラダーに沿って、病棟、外来、ICUなどローテーションし、今は、整形外科病棟で勤務している。仕事自体は充実しており、看護師としてのキャリアを築いていく上では、この病院で働き続けることは、大きなメリットがある。それは、給与は、公務員規定を参考に作られているので、年々確実に上がる制度であるし、福利厚生も充実している。また、毎年、年2回まで学会の参加が認めらており、井上も昨年、初めて学会発表を経験した。このままいけば、この病院の先輩看護師のように、安定した収入を得ながら、看護師としての知識、技術をしっかりと身につけ、そのうち、看護主任、副師長、師長と階段を上がっていくのだろう。

　しかし、井上には1つ大きな悩みがあった。それは、恋人である橋本太一との結婚だ。すでにお互いの両親には挨拶が終わり、10か月後の式場の予約を先日済ませてきたところだ。橋本は、地元の大手企業で働いており、カレンダー通りの休日と安定した収入を得ている。井上の看護師としての仕事には理解をしてくれているが、変則勤務や特に夜勤勤務には良い印象を持っていないようだ。先日もデートの約束をしていたが、急きょ病棟看護師が病欠したため、デートをキャンセルして出勤した。このようなことはそんなに頻繁にあるわけではないが、橋本からすれば「なんで他の人じゃなく、梓なんだ」と言いたくなる気持ちも分かる。結婚すれば、週に1回のデートどころではなく、毎日一緒にいるのだから、こういう機会は増えるだろう。

　とは言え、予測のつかないことが次々と起こるのが看護の現場だ。処置や検査だけが仕事ではなく、手術前の患者の不安を取り除いたり、入院直後の家族との面談もある。このような仕事はすべて時間通りにいかず、30分、1時間と延長することもある。今は独身だから構

わないが、結婚すれば、そのしわ寄せは夫になる橋本にいくだろう。

「仕事を取るべきか、家庭をとるべきか」

ワーク・ライフ・バランスが浸透している今だが、看護師には、やはり限界があるだろう。看護部長を中心に業務の効率化を図るため、ICTシステムの導入や委員会の再編など行ってきた。しかし、これらは、あくまでも間接業務の範囲内であり、病気の人を目の前にして、「時間なので帰ります」というわけにもいかない。

「先輩、どうしたら良いと思いますか」

井上は、先輩看護師である、林みずきに相談した。林は、井上よりも５年先輩で、昨年結婚したばかりだ。井上が外来でローテーションしていた時に井上の指導係となった。井上は林の落ち着いた性格と的確なアドバイスによって、外来看護では、とても充実した時間が過ごせた。また、林も一生懸命に自分を成長させよう頑張る井上の姿を見て、より一層熱心に指導に当たった。ローテーションの期間が終わった後も２人は連絡を取り合い、お互い休みを合わせてランチに行ったり、お酒を飲みに行ったりする仲で、仕事上の先輩後輩というよりは、姉妹のような関係であった。

「うーん、そうね。やっぱり、一度、太一さんと話し合った方がいいんじゃない」

「そうなんですよね。でも、もし、"夜勤はだめだ"と言われたら、今の病院やめるしかないじゃないですか。私、大学卒業してからずっと今の病院しか知らないから、急に転職とか勇気が出ないというか」

「まあ、それは当たり前よね。で、梓は、どうしたいの」

確かに。太一の都合や病院の都合もあるが、まずは、自分がどうし

Case 2

たいかだ。

「実は、ちょっと考えていることがあって…」

「何、どうしたの」

「私、形成外科にちょっと興味があって…」

「え、梓手術するってこと？」

「あははは、違いますよ。患者ではなく、働きたいってことですよ」

「なるほど。働く方ね。でも、なんで急に」

「別に急にではないんですけど。以前、皮膚科の病棟でやけどの女性を担当したんですけど、やけどの治療の後は、形成外科で見た目を良くする手術をするじゃないですか。でも、その時の患者さんってすごい不安で。今の状態が一生続くんじゃないかって」

「そうよね。確かに形成外科でやけどの跡がほとんどなくなるって言われても、その時のやけどのショックと手術のストレスで、特に女性は相当メンタルやられるよね」

「そうなんです。看護師として看護に当たるのはのは当然なんですが、女性の不安な部分に寄り添えるような仕事もしてみたいと思っているんですよね」

「じゃあ、うちの病院はもう辞めるってこと」

「そこなんですよね。特に今の病院に不満があるということでもないし。給与は安定しているし、勉強もできる環境はあるし。問題は、夜勤だけなんですよね。でも、急性期病院で夜勤できませんなんて言えるわけないじゃないですか」

「まあね。その辺、うちの主人は同じ看護師だから理解はあったけど、太一さんは一般の仕事の方だからね。その自分のやりたいことも含めて、もう少し考えたり調べたりして、太一さんともしっかり相談した上で決めた方がいいわよ。一番良くないのは、衝動的に転職決め

て"後で違ってた"なんてなるとそれを太一さんの責任にしてしまうことよ。自分のキャリアのことなんだから、まずは、しっかり自分と向き合って考えた方がいいわね」

林のアドバイスはいつも的確だ。確かに、結婚のことと、転職のことを一緒に考えるべきではないだろう。「太一のため」みたいな決め方って、相手に責任を押し付けているだけだ。大切なのは、まずは、自分自身がきちんとキャリアを考えて、太一に相談しながら最終的に自分で決めることだ。もし、それが、太一の思うものではなかったとしたら、それは分かってもらうまでしっかりと説明しよう。

「あっ、そうだ。確か、私も結婚前にいろいろ考えて、キャリア・デザインをしたのよ」

「キャリア・デザインですか？」

「そう、今の梓にも必要だと思うわ。私も行ったこのセミナーに行ってみたら」

そう言うと林はスマホ取り出し「医療職のためのキャリア・デザインセミナー」のサイトを検索して、井上のアドレスへメールした。

セミナー当日、井上は15分前に会場に到着した。見渡すと男性も結構いるようだ。年齢的には、20代後半から30代中盤までの人が多い。

「こんにちは。井上さん」

後ろから話しかけられた。誰か知り合いでもいるのかと思って振り返るが、そこにはまったく知らない男性が立っていた。

「今日の講師を務めます。野口と言います。よろしくお願いします」

そう言うと、野口は名刺を差し出した。「株式会社メディカルキャリア　代表取締役　野口哲彦」と書かれている。

53

「あっ、今日の先生なんですね。こちらこそ、よろしくお願いいたします」

「ところで、林さんはお元気ですか？事前アンケートに紹介者のお名前を確認したものですから」

「はい、先日ちょうど相談に乗ってもらっているときに、このセミナーを紹介されたんです」

「そうでしたか。確か、林さんも結婚前に来られましたね」

「そうです。今は、家庭と仕事をきちんと両立されていて本当にすごいです。同じ看護師として尊敬します」

「それは良かったですね。井上さんもきっと大丈夫ですよ。じゃあ、よろしくお願いしますね」

　野口が登壇し、セミナーが開始される。簡単な自己紹介だったが、野口は元システムエンジニアで理学療法士らしい。その後、第1講義では「キャリアの3軸」という話があり、第2講義がスタートした。

「皆さん、PPMってご存じですか？」

　会場に問いかけると会場が静まり返る。もちろん、井上も知らない。

「実は、これは、ボストン・コンサルティング・グループという会社が1970年代に提唱した経営資源の分配方法のフレームワークです。経営資源という限られた資源をどの事業ユニットにどれくらい分配すればよいかというものです。これを個人に置き換えて考えてみます」

　井上は、個人のキャリア・デザインに企業のフレームワークの意味がよく分からない。おそらく、他の参加者も頭の上に「？」マークが出ている。

「多くの事業ユニットは、市場成長率が高いが、まだ市場占有率が

低い状態の『問題児』からスタートします。ここでは、市場占有率を高めて『花形』に移行できるようにします。しかし、時間と共に徐々に市場成長率は低下しますから、この時、市場占有率が高くあれば『金のなる木』となります。『負け犬』というのは、『問題児』『花形』『金のなる木』以外のものになります」

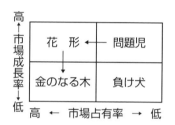

　市場成長率…市場占有率…初めて聞くような言葉が並ぶ。
「では、これを個人に置き換えてみましょう。まずは『問題児』です。"あなたの資源"のなかで市場成長率は高いけど、まだ市場占有率が低いものはありますか」
「すみませーん。資源って何ですか？」
　会場から質問が出る。野口は、すぐに回答する。
「"あなたの資源"とは、第１講義でお話した"スキル"と思ってください。"スキル"はあなたが何ができる人なのかということです」
　井上は、第１講義のスキルで自分のスキルをこのように書いていた。

・大学卒の看護師
・ほとんどの診療科を経験
・学会発表の経験あり
・ガッツはある方

・患者とのコミュニケーション能力は高い方

　これを『問題児』の欄に記入する。

　「では、これが、"あなたの資源"だとして、今後、組織や社会に広められそうなものは何ですか。お分かりだと思いますが、例えば、皆さんの「保有資格」は、地域によっては過剰供給の地域もありますし、すでに人員不足ではない組織にとっては希少性がありませんので、今後、市場成長率も市場占有率が高まる可能性は少ないでしょうね」

　確かに、井上の病院でもすでに看護師不足は解消されており、欠員募集の新卒採用が中心となっている。また、そこにも実習を受け入れている看護学校からたくさん入職してくるため人材には困っていない。そうなると、大学卒の看護師は違うし、ほとんどの診療科を経験してるといっても新人教育のローテーションの範囲だし、学会発表もまだ1回しかしていない。すると、井上の病院を市場と見立てたときに、残る資源は「ガッツがある方」「患者のとのコミュニケーション能力は高い方」しか残らない。

　「はい、では、次にそれを『花形』へ移行するためには、何が必要ですか。皆さんの資源を多くの人が求め、かつそれを皆さんが提供するための方法です」

　「ガッツとコミュニケーションか…これじゃぁ…」

　井上は愕然とする。急性期病院の看護師という大看板を取ると自分に残るのは「ガッツとコミュニケーション」しかないという現実だ。自分がいかに狭い世界で働いていたかを思い知る。

　「おーこれは、すごいですねー！ちょっと、これ、皆さんにご紹介

しても良いですか」

　会議室をラウンドしていた野口が感嘆の声を上げる。井上が顔を上げると野口が自分の PPM のシートを覗いている。

　「えっ、いや、別にいいですけど…私、こんな、ものしか思いつかなくって…」

　会場中の視線が井上に集まる。

　「いやいや、すごいことですよ。だって、ガッツがあってコミュニケーション能力が高い看護師なんて、どこの病院も欲しいんじゃないですか？あっ、そうだ今日、看護管理者の方も来られていましたよね」

　そう言うと、会場の前の方の席の女性が手を挙げた。そして、こちらを見ながら、

　「私は、看護主任をしていますが、ガッツとコミュニケーション能力がある看護師って、必ず成長しますからね。良ければうちの病院に転職しませんか？」

　そう言うと、会場中にドッと笑いが起きた。

　「ほら！もうこの会場でも市場占有率が高まってますよ！」

　野口が追随し、さらに笑いが大きくなる。

　「さあ、皆さん、井上さんの素晴らしい資源に拍手を送りましょう」

　会場のボルテージは最高潮となる。ほんの1分前まで愕然としていた自分の資源が、こんなに多くの人たちから賞賛されている。井上は赤面しながら何度も頭を下げて拍手に応えた。拍手が鳴りやんだ時に、井上は野口に質問した。

　「やっぱり私は転職した方がいいのでしょうか」

　野口は一瞬考えた後、こう返答した。

　「例えば、今の病院で、井上さんのガッツとコミュニケーション能

力が使えそうな部署ってありますか」

　そんなこと今まで考えてもみなかった。自分は看護師であり、職業的スキルを上げ、その上で自分のキャリア・デザインをするのだと思っていた。しかし、自分の資源は、社会的スキルの方でこれをいかして仕事をするというのだ。

　「うーん。患者相談窓口とか地域連携室ですかね…」

　「なるほど、まだ、ピンと来てない感じですね。分かりました」

　そう言うと野口は、登壇した。

　「PPM のなかで、あなたの資源を市場成長率や市場占有率を高めることが大切だと言いましたが、いきなりこれができるわけではないですよね。実は、キャリアが好転するきっかけはキャリア・トランジッションという節目にあると言われています。そして、このキャリア・トランジッションは、いきなり新しいものから始まるのではなく、今までの「終わりから始まる」ことがあります。例えば、「自分は仕事を頑張ってきたのに評価されなかった」というように、今までの常識が覆されたとしましょう。すると最初は、怒りや否定がありますが、それを受け入れざるを得ないということも分かっているわけです。これをニュートラルゾーンと言います。そして、このニュートラルゾーンの自問自答のなかで自分のなかの常識観を塗り替えて初めて「始まり」にたどり着くのです。また、このキャリア・トランジッションは、その時には気付かないもので後になって「あれが節目だった」と分かることも多いのです」

　確かに、自分の人生でも看護師を目指したことや、今の病院に就職を決めたこと、そして、これから結婚を控え、自分のキャリアについて初めて考えていること。これら1つひとつには意味がある。その

時、その時では悩んだり、考え込んだりして苦しかった時もあったけど、その先に自分の納得した答えを見つけてきたからこそ、今まで頑張ってこれたのだ。

「そして、もう1つ、大切なことがあります。それは、キャリア・ドリフトというものです。組織でも社会でも仕事をしているとすべて自分の思い通りいくことはできません。例えば、異動したいと思っても簡単にはできないですし、家庭がある方が、思いつくままに転職することも難しいでしょう。では、そういった時はどうするか」

野口は、ためを作り話を続ける。

「積極的に流されてみるというのがキャリア・ドリフトです」

そして、野口はキャリア・ドリフトで積極的に流されるには、「キャリア・デザインを作ること」「偶然の多い場所にいること」「偶然を好機に変えるための能力を身につけること」だと説明した。しかし、聞けば聞くほど、きちんとキャリアを築いていく人というのは「戦略的」な考えを持っているのだと気付く。「ただ、やりたい」「ただ、興味がある」という端的な理由で物事を決めないのだろう。井上も「形成外科で働きたい」と思っていたが、これが自分の本心なのかどうか分からなくなってきた。

「あと、第2講義の最後ですがキャリア・アンカーについてお話します。キャリア・アンカーとは、どんな仕事をするかの前提として、どのように仕事をするかということです。言い換えれば、仕事の価値観というところでしょうか。仕事に対して、どんな価値観を持っているのかを自問自答し自分の傾向を知ることです。そして、このキャリア・アンカーをもとにキャリア・トランジッションが訪れたときに、転職するのか、そのまま残留するのか、異動を申し出るのかなど考え

ることが重要です」

　次の日から、井上は、毎日「自分はどうしたいのか」を考えるようになった。セミナーの内容が衝撃的すぎて、すべてその場では消化しきれなかったの、時間があるときは復習をした。また、自分でも PPM やキャリア・トランジッション、キャリア・ドリフト、キャリア・アンカーなどネットで調べながら理解を増していった。

　仕事では、まずは、自分の資源であるガッツとコミュニケーションをもっと生かすにはどうしたら良いかを考えつつ、キャリア・ドリフトしてみることにした。すると、意外に今の病棟看護でもできることはたくさんあった。新規入院が増加し、若い看護師が険しい表情で仕事をしていると、積極的に声をかけて励ますようにした。また、患者にも短い時間でも話を聞いてあげることはできるし、また、すれ違いざまには、あいさつに加えて、何かしらの声掛けをするようになった。

　プライベートでも同じように婚約者の太一ともこれからのキャリアについて話し合うようになった。話し合う中で、橋本が夜勤に反対していたのは、井上の体調を心配してのことだと分かった。なので、井上は、今後も体調には十分に気を遣って仕事を続けることを約束した。また、仕事以外にも、お金やマイホーム、子育てについてなど将来についてしっかりと話し合うことができた。彼は彼なりにいろいろと考えていることが良く分かったと同時にパートナーとして一緒に人生を歩んでいく自信が深まった。このようにキャリア・デザインとは、仕事だけの話ではなく、生活と深く関わるものだ。

　半年後、井上に師長から看護管理者の研修を受けに行かないかと誘

いがあった。ここ半年、持ち前のガッツとコミュニケーション能力を資源に仕事をした結果、病棟内では看護師にとっても患者にとっても「なくてはならない存在」になっていた。そんな優秀な看護師を管理者に育てたいというのは師長として当然だからこのような話を持ちかけたのだろう。今後の結婚のことも考えて早めに学んでおいた方が良いというのが師長の見解らしい。しかしこれに関しては、井上も非常にありがたい話であったが、自分は本当に看護管理者になりたいのかどうかを考える時間が欲しかったので、答えは少し待ってもらうことにした。

　そんな時、とある"事件"が起きた。退院が近づいた高齢患者の家族の連絡がつかなくなったのだ。担当看護師はパニック状態となり、病院全体で対策を取ることになった。院長、看護部長、事務長、地域連携室など家族の消息を確認するとともに警察への連絡も準備していた。

　井上が夜勤をしていた時、夜中の2時に病棟のフロアにあるベンチに中年男性が座っていた。一瞬ためらったが、井上はもしやと思い声をかけると、やはり失踪した家族だった。すぐに師長に連絡しようと思ったが、まずは事情を聴こうと家族の横に座り話を聞いた。話を聞くうちに、自分の親を自分がみるのは当然だが、不安で不安で仕方がなかったようだ。一度は逃げようと思ったが、最終的に踏みとどまって、どうしていいのか分からないという状態であった。井上は、最後まで話を聞き終わると、「それは、大変でしたね」と優しく答えた。その言葉に患者の家族は嗚咽をもらしながら号泣した。そのただならぬ雰囲気に他の看護師も気付き、家族に分からないようにそれぞれの対応をした。

Case 2

　結局、大きな事件には発展せず、2日後、この高齢患者は家族と共に退院していった。退院間際に患者の家族は、医師や看護師に深々と頭を下げ、平謝りだった。そして、井上のもとに来て、

　「実は、あの時、もう親の受け入れはやめようと思っていました。でも、あなたに話を聞いてもらって、どういうわけだか頑張って親を自宅でみようと思えるようになりました。もし、あの時、あなたが私を否定したり、こうするべきだみたいなことを言われたら、私は心を閉ざしていたでしょう。初めに対応してくださった方があなたで良かったです。本当にありがとうございました」

そう言うと、患者とその家族は病棟を後にした。

　それから数日間、井上は、この家族のことが気になって仕方がなかった。確かに、失踪したことは悪いことだとは思うが、誰にも相談できずに1人で悩んでいたのだろう。今は、在宅の介護サービスを使えば、全部1人で介護をしなくてもよいと思うが、男性1人で介護をするのは大変なことだろう。その重圧や不安は計りしれない。私たち病棟看護師は、病気を治し、在宅復帰するところまでが仕事だが、患者や家族にとっては、それで終わりではなく、そこからが始まりだ。不安じゃない家族なんていないだろう。

　　このような患者や家族の力になれないだろうか

　井上は、体の芯から燃えるような感情を抱いた。看護師として、治療のための知識や技術を磨いてきたが、もっと患者や家族の心に寄り添えるような仕事をしてみたい。

　井上は、その日のうちに師長に看護管理者研修を丁重にお断りし、「地域連携室で働いてみたい」と相談した。師長は突然の申し入れで

62

一瞬困惑したが、「それも良い経験になるわね」と前向きに検討して
もらえそうだ。

　この半年間、林との会話をきっかけに自分のキャリアを真剣に考え
てきた。それは「自分は何がしたいのか」「自分は何ができるのか」
を自問自答し続けることだった。
　一度は、愕然とした自分の「ガッツとコミュニケーション能力」が
多くの人の役に立てることが分かった。もし、自分のキャリアに真剣
に向き合わなければ、自分の資源に気付かなかっただろうし、婚約者
との関係もギクシャクしたかもしれない。これをキャリアの節目であ
るキャリア・トランジッションというのだろう。今後も結婚や異動な
ど自分のキャリアには節目がやってくる。でも、周りに流されること
なく、今回のように自分自身ときちんと向き合いながらキャリア・デ
ザインをしていきたい。

第2章

キャリア・デザインの流れ

間違えないキャリアを
歩むための基礎知識

New Career Design

第2章　キャリア・デザインの流れ　間違えないキャリアを歩むための基礎知識

2-1 キャリア・デザインの「自分ポートフォリオ」を整理する

　経験の浅い新人時代は、まず専門職として自立するために、一生懸命に専門知識や技術を身につけていく。そして、3年や5年もすれば、専門職としての基礎が出来上がってくると同時に、その組織で働くためのローカルスキルはほぼ身につき、今の職場の良し悪しも一通り分かってくる頃である。すると、「このままこの職場で勤めていて良いのだろうか」「この上司にこのまま付いて行っていいのだろうか」というキャリアのどん詰まりのような不安感、焦燥感が訪れる。そして、次は、今の自分の実力で「もっと給与の高い職場へ転職すべきか」「この職場にとどまって出世を目指すべきか」という選択を考えるようになるだろう。また、今の職場に満足していたとしても、一般的には35歳を過ぎれば転職が厳しくなることを考えると30歳を過ぎたあたりから、同じように転職かこの職場にとどまるかというキャリアの節目が訪れる。

　もちろん、この20代後半から30代前半は「仕事」だけしているわけではない。結婚や出産などライフイベントが目まぐるしく訪れるし、マイホーム購入で30年以上の住宅ローンを組むこともあるだろう。すると、今までは「自分だけでなんとなく生きてきた」人にとってもこれからの将来のことを考えざるを得ない。

　このようなキャリアの節目においては「自分は何ができるのか」「自分は何が得意なのか」「自分は何が嫌いなのか」など自問自答を繰り返すだろう。このような自問自答はキャリアを築いていく上で非常に重要である。転職するにしても、今の職場に残るにしても、複業を始めるにして

も、起業するにしても、最終的に自分自身が納得して意思決定しなければ
ならない。周囲の人が何と言おうと最終的に自分のキャリアの意思決定者
は「自分」しかいない。これは決断できないのもよくないし、自分が納得
できない形や周囲に流されてしまうような決断をするのもよくない。この
ような「間違った決断」をしないように、キャリアの節目には「自分は何
ができるのか」という自分資産の棚卸を行うべきだ。その棚卸の方法は、
本書以外にも数多く出版されているキャリア・デザインの本のなかにワー
クが入っているのでそちらを参考にするのもよい。ちなみに、私が参考に
しているのは、第3章でも説明するが、ボストン・コンサルティング・グ
ループのPPM（Product Portfolio Management）である（**図4**）。PPM
は、通常、組織の事業ユニットを縦軸に「市場成長率」横軸に「市場占有
率」とし、4つのフェイズに分類し、次にどんな手を打つべきかを考える
フレームワークである。

⑴　問題児　市場成長率は高いが市場占有率が低く、花形に育てるか、
　　負け犬として撤退するかを考える。

高 ↑ 市場成長率 ↓ 低	花形製品 （star） 成長期待→維持	問題児 (question mark, problem child) 競争激化→育成
	金のなる木 （cash cow） 成熟分野・安定利益→収穫	負け犬 （dogs） 停滞・衰退→撤退

大　←相対的マーケット・シェア→　小
成長―シェア・マトリクス（BCGマトリクス）

（図4）

第2章　キャリア・デザインの流れ　間違えないキャリアを歩むための基礎知識

(2)　花形　市場成長率も市場占有率も高いが、市場成長率はそのうち鈍化するため早く市場占有率を高めることが必要となる。

(3)　金のなる木　市場成長率は低くいが、市場占有率が高いため、安定的な収入が見込める。ここでは、問題児から花形を作り出すための資金にする。

(4)　負け犬　これ自体は多くの収入を生まず、維持くらいなら可能だが、継続するか、撤退するかを決める。

これは、あくまでも組織の事業ユニットを対象としたフレームワークであるが、個人に当てはめるとどうなるであろうか。

(1)　問題児　自身の持っているスキルを事業ユニットと見立てて、これからどのスキルが「市場成長率を高くキープし、市場占有率を高められるか」を見極める。ただし、この場合の市場は、あくまでも「個人レベル」なので、まずは「自分のできる範囲内で」考えればよい。

　　例えば、自分は看護師として女性に対してカウンセリングをやりたいというのであれば、市場は、自分の住んでいる都道府県単位だろう。そして、カウンセリングのなかでも「メンタル」「マタニティ」「子育て」「美容」などに分類し、どれを「花形」に持っていくかを考え、そこに集中投資していく。

(2)　花形　自分の「市場」のなかで「○○ならあなたよね」と言われるくらいまで徹底的に広告宣伝やサービス提供を行っていく。いわゆる「ブランディング」をする時期。市場での認知度を高め、維持し、今後、投資をしなくても仕事の依頼が来るところまで徹底的に取り組んでいく。

　　例えば、市場の女性のカウンセリングのニーズが「マタニティ」だったとして、まず、サイトを構築、SNSへ積極的に投稿、広告出

稿などして認知度を高め、顧客を増加させていく。最終的には、広告宣伝なしでも口コミや紹介などで顧客が訪れるようにする。

(3) 金のなる木　すでに市場のなかでは、ある程度の地位を築き、それは、あなたの本業もしくは複業として収入の一部になっている状態。そこで、その資産を使って再度、問題児のなかにある、あなたのスキルかもしくは、新たなスキルによって、市場成長率と市場占有率を見極め、新たな花形を作り出す。

　例えば、マタニティカウンセリングで出ている利益を今、問題児として眠っている「子育てカウンセリング」を花形にするための資金に充てる。そして「マタニティカウンセリング」と同じように花形→金の生る木へと育てていく。

　このPPMは、本来、組織における事業ユニットのキャッシュフロー（お金の流れ）を最適化するために作られているが、個人の場合、つぎ込むのはキャッシュだけではなく、「時間」「労力」といった手間暇も考えられる。例えば、医療・介護職のなかでもブログを書いて収入を得ている人も多い。私の知り合いにも数名いるが、そのブロガーたちに聞くとブログを始めることに関しては、無料もしくは、少額の投資で始められるとのことだ。しかし、自らサイトを構築し、SEO対策をして、記事を書くための情報収集をして、ブログを書くというのは結構時間がかかる。そして、そこまで時間をかけても最初は、月数百円の収入から始まるが、1年で月数万円になっている人もいる。そして、そのブログは、彼、彼女の「市場」では、「その話なら〇〇さんのブログ」と花形になり、おそらく今のまま継続すれば「金のなる木」に成長していくというPPMの軌道を作ることができる。

　組織でも個人でも同じように「問題児」の時は、利益が出ないため、そ

第2章　キャリア・デザインの流れ　間違えないキャリアを歩むための基礎知識

のスキルを「収益化」するためには、お金や手間暇をかけなければ「花形」には育たず収入にはならない。これは決して、複業や起業だけの話ではない。例えば、出世するためのマネジメントやリーダーシップのスキルを「スタッフの時」から自分に投資しておけば、投資していない人より出世が早いかもしれないし、出世した後も重要な任務を任されるかもしれない。

　あなたのスキルを「あなただけのもの」にしておくならばそのままでも良い。しかし、それを誰かに認めてもらうためや収入源とするならば、お金と手間暇の投資を惜しんではいけない。また、これは組織でも個人でも同じだが「投資」であることを忘れてはいけない。せっかくお金と手間暇をかけてみたけど、出世や収入に結びつかなかったということもある。特に複業や起業は、1発で当たるものはほとんどない。何度も問題児を花形にするための「チャレンジ」をしなければならない。その都度、お金をかけるのはお勧めしないが、手間暇はいくらでもかけるべきだ。それは、その経験値は、どこかでかならず役に立つからだ。

　今、時代は、「貨幣経済」から「評価経済」へ移行していると言われている。特に飲食業や宿泊業などのサービス業は「顧客の評価＝お店の評価」となっているだろう。また、サービス業以外でも「顧客の声」は売上に大きく影響する要素だ。医療・介護業界もまったく同じで、1つの医療事故が病院を倒産に追いやることもあれば、全国有数の介護施設のチェーン店が1つの事件であっという間に他社に身売りされることもある。逆に、テレビや新聞などのマスメディアに「スーパードクターのいる病院」や「カリスマ介護士がいる施設」となれば一気に全国から問い合わせが来る。

　これは、個人も同じだ。マスメディアに取り上げられなくても、今の時代、SNSで話題になれば、マスメディアと同様かそれ以上の評価価値を

得ることになる。そして、この評価価値の一番の分かりやすい指標は「実績」ではないだろうか。決して、有名でなくても、「筋筋膜性の腰痛なら1万人のリハビリをしました」「重度認知症利用者に10年以上介護をしています」のような実績は、信頼を大きく高める。特に今のような情報過多時代においては、ネットの情報も重要であるが、逆に「長年やっている人のリアルな話」は非常に価値がある。最初は、上手くいかないかもしれないが、徐々に自分のスキルをお金と手間暇をかけてブラッシュアップし、実績を作り続けることで、それがいつか花開くものだ。

　私自身もセミナー事業では、一から手間暇をかけて今に至っている。このセミナー事業をPPMの原理に基づいて事業を成長させてきたので、ここで紹介する。

＜問題児＞

　セミナー事業を始めた当初、いきなり外部から講演依頼は来ないので、自社で自主開催をしていた。自分で会議室を予約して、セミナー案内を作って、印刷して、封詰めして、郵送する。そして、参加者申し込みの方への受講票の送付や問い合わせのやりとりなど全部1人でやって、かなりの手間暇をかけていた。1年目は赤字だったが、3年目で損益分岐点にのり、4年目で黒字化と投資回収までできた。その後、2、3年は継続し、右肩上がりに収益は増加した。

＜花形＞

　今度は、外部の他社から講師依頼が急増し、自主開催は時間的に難しく断念した。その代わり、現在は、定期的なセミナーはセミナー会社の主催で行いながら、それ以外にも業界団体や法人研修等、年間延べ2,000人に対して講師を行っている。ここに至るまでに、もっとも財産になったのは経験だ。自分で一からセミナー事業を立ち上げたことで、講師にありがちな「自分の知っていることを話したい」ではなく、「来てくれ

第２章　キャリア・デザインの流れ　間違えないキャリアを歩むための基礎知識

た人が聞きたい話を話したい」と思っている。さらに私を講師に呼んでもらった「主催者に喜んでもらえるような話をしたい」と考えるようになった。

＜金のなる木＞

　今では、セミナー講師だけをするのではなく、セミナー企画自体も多くの会社で関わらせてもらっていることで、講師回数は減ることはなく安定している。当然であるが、今は、この講師業は私の収入の中でも重要な柱となっている。

　私のセミナー事業の流れもPPMで行っていることが分かるだろう。最初の赤字の時期が「問題児」、次に講師依頼が急増したのが「花形」、今、自分で企画を立てて講師をさせてもらっているのは「金のなる木」だ。

　重要なのは、どんなフレームワークを使っても「自分のできること」「自分の得意なこと」を自問自答の中で見つけ出し、整理し、経験や実績を積むことだ。

2-2 キャリア・トランジッション

　PPMの問題児から花形に育てる時期やそれ以外にも「よし、これを
やってみよう」と思うが、なかなか一歩を踏み出せないことは多い。それ
は、まだ、終身雇用の名残りもあり退職や転職は容易ではないし、年功序
列制度も根強く残っていれば、「縦社会」の組織文化による「組織の常識」
が優先され、自分の新しい考えや夢はついつい「価値がない」と思ってし
まう。たとえ、それを周囲の人に話したところで「それはムリだ」「時期
尚早」など反対意見に合い、それを繰り返していくうちに考えることすら
止めてしまうだろう。

　でも、今一度、考えて欲しい。キャリアを考える目的は何か。それは
「自分らしい人生を送る」ことであり「業界や組織の常識を守って生きる」
ことではない。今、もし、あなたが、自分のキャリアと業界や組織の常識
にギャップを感じるならば、自分の考えや夢をあきらめることなくもう一
度、粘り強く自分のキャリアについて考えるべきだ。それは、「業界や組
織は狭い世界」だからだ。どうしても、同じ業界、同じ職場、同じ人間関
係になると「その世界がすべて」と思うようになってしまう。しかし、そ
れは錯覚である。

　稲葉佑之他著『キャリアで語る　組織経営　個人の理論と組織の理論』
（有斐閣アルマ）では、新入社員が就職した組織へ適応していく過程を
「社会化」とし、そのなかでも組織特有の規範、価値、行動様式を受け入
れ、知らぬ間にその組織の人間らしい振る舞いができるようになることを
「組織社会化」としている。つまり、その組織社会化とは、職務遂行に必

第２章　キャリア・デザインの流れ　間違えないキャリアを歩むための基礎知識

要な知識や技術を身つけるだけではなく、その組織特有の価値観である「組織文化」にも自分を合わせていくことになる。すると、組織のなかで働くと知らず知らずのうちにその組織文化に良くも悪くも「染まっていく」こととなり、自分も周囲の人も組織以外の世界が見えなくなってしまってしまう危険性もある。

　組織文化と自分の考え方が一致している場合は問題ないが、100％同じということは稀であり、また、時間とともに徐々にギャップが広がっていくのはよくあることだろう。しかし、「今までこうだったから」という理由だけで組織も個人もその考え方のギャップに向き合わないことによって、重要なキャリアの節目で何も考えず見過ごしてしまうこともある。

　実は、この「キャリアの節目」は、今そこにいる人にとっては非常に分かりにくいものなのだ。キャリアの節目となるのは、職場内でのトラブル、人間関係、意図しない異動や転勤、また、人生にとっては、身近な人の死、借金、交通事故など自分にとって「悪い出来事」の場合がある。しかし、その時点は、多くの人はその「悪い出来事」の対応に追われ、自分のキャリアを考える時間も余裕もない。逆に、突然の昇進や飛び込んできたチャンス、念願の恋人との結婚など「良い出来事」の時も同じく、その時点で自分のキャリアの節目だと思う人は少ない。このようなキャリアの節目の多くは、後になって「あれがきっかけだった」と思うことが多いのだ。

　ウィリアム・ブリジズ著『トランジッション　人生の転機を活かすために』（パンローリング社）では、人生の節目であるトランジッションの過程を「終わり→ニュートラル→開始」としている（**図５**）。

　ここで面白いのは、ブリジズが言うには、キャリアの節目であるトランジッションは「始まりから始まる」のではなく、「終わりから始まる」という点だ。今まで慣れ親しんだ組織文化や生活習慣という「今まではこう

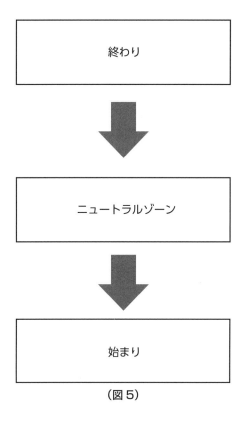

(図5)

だったのに」という常識が自分のなかで崩されていく。例えば、「自分はこの職場で頑張れば、必ず評価してもらえる」と思ったのにまったく評価してもらえなかったり「あの人は絶対に、自分のことを裏切らない」と思ったのに裏切られたりと自分の信じていた常識がそうでない場面に遭遇する。すると「あっ、これは自分が間違っていたんだな」と今までの常識を捨てれば良いが、常識を捨てるというのは簡単な話ではない。特に30代を過ぎれば、その常識のなかで仕事や生きてきた時間が長くなるため、余計に捨てるのが難しくなり、「終われない」こともあるだろう。

第2章　キャリア・デザインの流れ　間違えないキャリアを歩むための基礎知識

　では、どうすれば、「終わりから始まり」を作れるのだろうか。例えば、職場の人間関係が上手くいかなくなったり、組織と方向性と自分のキャリアの方向性がずれていると感じても、いきなり職場を辞めて、転職するという「始まり」を作るのは難しいだろう。

　つまり、「終わり」と「始まり」の間にある「ニュートラルゾーン」があるということを知ることだ。「終わり」を感じることは今までの常識を捨てることになるという辛い経験でもあるため、急には捨てきれない。そこで、過去の常識とこれからの自分のやりたいことの狭間で悩むのだが、ここで初めて新しいキャリアに進み出せたと言って良いのではないだろうか。トランジッションは出来事がきっかけになる場合が多いが、重要なのは、外的な変化による内的な変化である。自分のキャリアに悩み、最初は、自分の組織や職場の人に向かって「あれがダメだ、これがダメだ」と愚痴をこぼしているかもしれない。または、誰にも愚痴をこぼせずに自分1人で抱え込んでいるかもしれない。でも、そこから徐々にその思考を外部ではなく、自分に向けて欲しい。「組織や周囲の人はこうだけど、自分はどうなんだろう」「そもそも、なぜ、こんなことを考えるのだろう」「本当に自分は何がしたいのだろう」と自問自答して欲しいのだ。すぐに明確な答えを求めなくても良いし、他人に評価されるような立派な答えを考えなくても良い。このように、自分自身と向き合い、自問自答を繰り返すニュートラルゾーンは、今後、あなたの仕事や人生にとって、素晴らしい「エネルギー」に還元されるに違いない。組織や職場の人の愚痴を言い続け、結局、何もしないよりは、「あっ、これはニュートラルゾーンの時期だな」と自問自答を繰り返しながら、与えられた職務をきちんと全うすることで次の展開が見えてくる。おそらく、ニュートラルゾーンの最終局面は、不安や迷いもありながら、新しい自分にワクワクしていることもあるかもしれない。

2-2 キャリア・トランジッション

そして、最後の「始まり」であるが、これも「終わり」と同じく、分かりにくくやってくる。J.Dクランボルツ、他著『その幸運は偶然ではないんです！』（ダイヤモンド社）では、明確なキャリアの目標やそこから逆算された計画を立てることよりも、常にオープンマインドや情熱を持って過ごしていけば、自分にとって良い機会が訪れるとしている。確かに、組織のトップでない限り、組織の人事や仕事のルールを自分で変えることは難しい。また、キャリアとは未来のことなので、客観的・合理的な判断だけでは限界がある。よって、このような限定された条件下での目標、計画には限界があり、これだけに固執するのは良くない。目標や計画"も"重要であるが、あくまでも限定条件下であるため、自分自身の主観的・直感的なものも大事にして欲しいのだ。

よくテレビや雑誌でも成功者のインタビューで「根拠はないけど、これでいけると思った！」という言葉を聞いたことはないだろうか。これは多くの成功者が口をそろえていっている言葉だ。では、このような始まりの機会は、棚ぼた的に訪れるのかと言えばそうではない。やはり、このような機会は、「情熱を持って行動している結果」として訪れる。時に人はこれを「運（Luck）」ということもある。例えば、今の職場を辞めようと思った矢先に、好待遇で別の職場から声がかかったり、臨床一筋で来たが、たまたま講演依頼がきて、そこから人気講師となったり自分の想定していた未来と違うキャリアを築くこともある。得てしてこれは「たまたま運が良かった」で片づけられる話かもしれないが、そもそも、良い話が来る前提として、その人が良い仕事をしているからではないだろうか。今の職場で愚痴を言いながらダラダラ仕事をしている人に「うちに来てくれないか」「講演をお願いできないか」なんて話が来るわけがない。

また、一方で、今自分がやっている仕事に対して「意味を感じられない」ということはないだろうか。これに対しては、アップル創業者のス

第２章　キャリア・デザインの流れ　間違えないキャリアを歩むための基礎知識

ティーブ・ジョブズはとある講演のなかで「Connecting the dots」という表現を用いている。これは、「点と点がいきなりつながることはないが、それが将来化必ずつながると信じることだ」という意味だ。今、自分の仕事は１つの点かもしれない。そして、上司に頼まれた新たに開始した仕事も１つの点だろう。それらは一見、関係のないような「２つの点」だが、いつか必ずその点は結びつく。あなたも一度は考えたことがあるだろう「あの経験で今の自分がある」と。つまり、このような２つの点が結び合わされ「その意味」が分かるのは先の話なのだ。これらの話を踏まえると、自分のキャリアを良い方向へ持っていくためには「今」に集中することだ。今、与えられた仕事できちんと成果を上げていくことこそが、遠回りにようで近道なのではないだろうか。

2-3 キャリア・ドリフト

　このようにキャリアの節目となるような出来事や機会は得てして分かりにくく、後になって「あれが良いきっかけだった」と思うことが多い。よって、キャリアの目標や計画といったキャリア・デザインに固執するよりもオープンマインドを持ちながら今の仕事に集中することが重要だ。だからと言って、将来のことを何も考えず、ただ流されてしまうのも良くない。

　医療・介護業界にいると大きく2つのキャリア・デザインがあるように思う。1つ目は、「目標追求型」のキャリア・デザインだ。これは、「自分は、こうなる！」と明確な目標を掲げてそれ向けて努力するタイプの人だ。例えば、自ら進んで、学会発表したり、論文を書いたり、大学院に進学するような人たちだ。一般的なキャリアの成功例は、このようなストイックな人材が立派な目標を掲げ、それを達成することで、作り上げると思われており、確かにその通りだ。特に医療・介護業界のような専門職では、子どもの時から「自分は看護師になる」と決めている人も多い。また、医療・介護の仕事は絶えず患者や利用者の「目標と計画に基づいて」診療や介護が実施されるため、思考プロセスとして明確な目標と計画は自身のキャリア・デザインにも活用されやすいのではないだろうか。

　しかし、いつもこのような「目標」と「計画」に基づいてキャリアを築いていくことは難しい。それは、多くの医療・介護職は「組織」で働いているため、自分の働き方をすべて自分で決めることができず、特に20代では、多くを組織のルールに沿って働かなければならないからである。つ

第2章　キャリア・デザインの流れ　間違えないキャリアを歩むための基礎知識

まり、いくら「自分は、こうなりたい！」と思っても、組織の指示命令が優先されるだろう。例えば、総合病院で働いていて自分は「ICUで働きたい」と思っていても人事は自分で決めることができないので、外来や他の病棟に配属されることもあるだろう。介護でも、認知症のケアがしたいと思っていても、通所リハビリに配属されることもある。では、自分のキャリア・デザインと組織の指示命令が違っていた場合どうすればいいのだろうか。

　組織の指示命令が自分のキャリア・デザインの方向性と大きくかけ離れている場合を除いては、配属された部署で働くのも重要なことだ。先ほどの「キャリア・トランジッション」の話でもあるが、「最初は嫌だったが、意外に天職だった」という話は多々ある。これは、J.Dクランボルツは「計画的偶発性」と表現している。キャリアは、どんなに目標を定め、綿密な計画を立てても、偶発的な要素に支配されているので、そのようなものに縛られるよりも、むしろ、積極的に偶発的な出来事に挑んでいくべきだということである。つまり、この時点では、自ら目標、計画したキャリアではなくても、与えられた偶発的な職場で、積極的に「流される」ということであり、これを「キャリア・ドリフト」という。

　稲葉佑之、他著『キャリアで語る経営組織　個人と論理と組織の論理』（有斐閣アルマ）では、キャリア・ドリフトから良い計画的偶発性を導き出すポイントを3つ上げている。第1は、事前に計画（キャリア・デザイン）を行うこと、第2に、偶然の多い場所にいること、第3に、偶然を好機に変えるための能力を身につけること、である。

　第1の事前に計画（キャリア・デザイン）を行うのは、計画と偶然を識別することができるからである。この計画と偶然とのギャップを「なぜ、そうなったのか」「これからどうしていけば良いのか」など洞察していくことで、新たなキャリア・デザインが可能になる。もし、キャリア・デザ

インがなければ、そのような洞察は行われず、愚痴を言って終わるか、与えられた偶発的な機会も気付くことができない。

実は、このようなことは、個人のキャリア・デザインだけではなく、組織の経営戦略でも同様の指摘がある。岸田民樹、他著『経営学説史』（有斐閣アルマ）によれば、経営戦略の父である H. イゴール・アンゾフは、企業の目的を達成する合理的な方法として、計画→実施→統制というように概念化した。しかし、企業と組織の関係で起こる問題は、反復的ではなく1回限りの問題であり、絶えず、新しい要素を含んでいるため、臨界決定（Critical decision）があり、戦略の概念化には限界が存在する。これに対し、ヘンリー・ミンツバーグは、戦略は、組織の自律的な行為の積み重ねで、当初の意図とは違った形でパターン化していくとした。これは、計画による実施というよりは、それを実施する過程において、絶えず起こる変化を許容し、学習していく過程で問題への対応がパターンとして「出現」するとしている（創発的戦略）。つまり、組織も個人も自ら未来や環境をコントロールできない以上、その状況においてドリフトし、学習していくことが重要なのだ。

第2に、偶然の多い場所にいること、である。言い換えると、限度こそあるが、「今までの自分では想像できないような場所」が良い。もし、自分の思うような場所であれば、おそらくそこで起こる出来事も「想定内」のことが多いだろう。しかし、自分では想像できないような場所では、様々な偶然が起こり得る。例えば、海外旅行に行けば、その国、その国の「常識」が存在し、日本の常識は通用しない。最初は、それに対して抵抗や反発はあるかもしれないが、それに従うしかない。しかし、徐々にその常識にも慣れてくると、その良さが分かったり、逆に、日本の素晴らしさに気付けたりすることもある。もし、ずっと日本のなかだけで生活していれば、このようなことは起こらないだろう。

第2章　キャリア・デザインの流れ　間違えないキャリアを歩むための基礎知識

　もちろん、仕事でも同じだ。病院で働く私の知り合いでも、元は病棟の
スタッフだったが、地域連携室に異動になったことで、大きくキャリアが
変わった人物がいる。彼は、臨床を一生懸命やってきたが、なぜか、地域
連携室へ異動になった。異動になった当初は、自分のキャリア・デザイン
と全く違うため、転職も考えていた。しかし、「せっかくだから、やるだ
けやってみよう」とキャリア・ドリフトをしてみることにした。すると、
今までは、自分の部署や病棟との人間関係だけだったが、地域連携室で勤
務すると、地域の医療機関や介護施設と関わることが多くなった。そのや
りとりのなかで、地域での中で自院の立場や期待されていること、また不
足していることなどが分かるようになってきた。そして、外部からの情報
や自分の考えを経営幹部へ伝えたところ、経営幹部から非常に喜ばれ、今
度は、経営企画室へ異動し、現在、その病院では「なくてはならない存
在」となっている。もし、彼が、地域連携室へ異動になった時点で転職し
ていたら、もし、異動に不服で真面目に仕事をしていなかったら、今の彼
は存在しないだろう。

　そして、第3に、偶然を好機に変えるための能力を身につけることであ
る。どんなに良い偶然の機会に出会えたとしても、それを生かすことがで
きなければ意味がない。もちろん、このような機会は、計画的、反復的で
はなく、偶発的、非反復的にやってくる。

　これは、スポーツの世界でも同様に、例えば、野球の代打は、試合の状
況、相手ピッチャーとの相性、自チームの他の選手など様々な状況におい
て選手が監督から指名される。よって、控え選手は、代打の指名があって
から準備をするようでは遅すぎる。絶えず、様々な状況を踏まえ、事前に
準備をしておく必要がある。

　キャリアにおいてもそれと同じだ。機会が訪れてから準備をしていては
機会を逃すかもしれない。キャリア・ドリフトしながら、その機会がいつ

2-3 キャリア・ドリフト

来てもいいように準備しておくことだ。前述の病棟から地域連携室、経営
企画室へとキャリアを変えた彼もそうだった。病棟から地域連携室への異
動時は、何の準備もしていなかったが、地域連携室でキャリア・ドリフト
するうちに、病院経営に興味が沸き、すでに経営企画室の職員とやり取り
を増やしたり、自分で病院経営のセミナーに参加していた。つまり、彼
は、地域連携室でキャリア・ドリフトしながら次の機会のための準備して
いた。もし、自院で経営企画室の声がかからなければ、他院からのオ
ファーもあったかもしれない。

　つまり、キャリア・ドリフトは、ただ流されるのではなく、偶発的な機
会に準備しながら、自らをスキルアップする時期でもある。狭い専門性に
縛られ「これこそが自分の仕事」と決めるよりも、オープンマインドで、
依頼された職場で一生懸命に仕事をすることで新たなスキルや経験が身に
つき、さらに上のキャリアへと導かれる。もし、今、自分のキャリアで悩
んでいれば、今いる職場で精一杯仕事をしてみることをお勧めする。

第2章　キャリア・デザインの流れ　間違えないキャリアを歩むための基礎知識

2-4 キャリア・アンカー

　自らキャリア・デザインを行い、そのなかでキャリア・ドリフトを繰り返しながら、徐々に自分の目指す方向性へと歩んでいくが、その過程の中で「何をしていくか」ということも重要であるが、「どのように仕事をしていくのか」ということも重要である。例えば、自分は、20代でもっと自分を成長させたいのに、職場にそのような環境がない場合、その職場でいくらキャリア・ドリフトをしてもスキルアップしないばかりか、毎日、イライラして仕事を行わなければならない。つまり、「どんな仕事をするか」ばかり考えるのではなく、仕事をしていく上での自分自身が大切だと思っている「価値観」を自分自身がしっかりと理解していくことが大切になる。

　アンカー（anchor）とは、「錨」という意味である。キャリア・トランジッションにおけるキャリアの節目で「転職するかどうか」や異動になった時に異動先で「どうやって自分らしく仕事をしていくか」などの拠り所となるものだ。

　キャリア・アンカーには以下のように、大きく8つの分類がある。

（1）　スペシャル・コンピタンス

　　　自分の専門性を高めることでキャリアを築き、自分を成長させていきたいと考えていること。職場以外でも、研修や学会に積極的に参加し、臨床技術を高めたり、大学院進学や論文作成など学術的なものにも取り組んでいる。

84

2-4 キャリア・アンカー

(2) ジェネラルマネジメント・コンピタンス

特定の専門性ではなく、幅広く組織のなかで経験し、学習することで管理職を目指していきたいと考えていること。臨床以外の人材教育、収支管理、労務管理なども学び、最終的には部門のトップや経営陣への参画を考えている。

(3) 自律・独立

自分のやり方を優先し仕事を進めていきたいと考えていること。押し付けられるような組織や上司とは上手くいかず、自由度の高い組織や上司を求める。

(4) 安全・安定

まずは、将来的に安心して雇用が保証され、生活を安定させていきたいと考えていること。大きな変化やチャレンジを嫌い、できるだけ波風立てず、リスクを取ろうとしない。

(5) 起業家的創造性

新しいものを好み、常にチャレンジしたいと考えていること。新しい事業を立ち上げたり、新しい取り組みを始めたりと既存の枠組みにとらわれず、創造性を発揮したい。

(6) 奉仕・社会貢献

社会が良くなるために貢献したいと考えていること。利己主義や不正を嫌い、正義感を持って仕事に取り組む。

(7) チャレンジ

あえて難しい課題や厳しい状況下に身を置いて仕事をしたいと考えていること。不可能を可能にし、その過程での苦しく、辛い経験を積んでいくことで自分自身を成長させていきたい。

(8) 生活様式

仕事も大切だが、プライベートも大切にしたいと考えていること。

第2章　キャリア・デザインの流れ　間違えないキャリアを歩むための基礎知識

できるだけきちんと休みを取り、残業も行わない。仕事と家庭の両立を重要視する。

　これらは、特に「どれか1つ」というわけではなく複合的に持っているものである。キャリアの節目や転職、異動などキャリアの選択肢を迫られたとき、その判断軸になるものだ。

　どう見てもその人のキャリア・アンカーは「生活様式」を重要視している人が、「友人が起業したので自分も起業してみたい」と相談してくる人がいた。その彼は、まだ就学前の子どもが2人いて、仕事と子育てを上手く両立していた。週末には、子どもとバーベキューをしたりキャンプに行くことを本当に楽しんでいた。もちろん、その人のキャリアなので他人が良い悪いを判断するようなことではないが、起業すれば、家族との時間も今より断然減るだろうし、毎週確実に休みなんてあるわけがない。そこで、「あなたにとって今、一番大切なことは何ですか」と聞くと「子どもとの時間」と彼が答えたので、「今は、それを優先するべきではないですか」とお伝えした。

　確かに、新しいことにチャレンジしたり、起業したりしている人をみると何となくカッコいいし、すごいなと思う気持ちは分かる。誰しも、キャリアのなかで「すべてを投げ出して、チャレンジしたい」と思うこともあるだろう。しかし、自分自身の大切なキャリアで「ギャンブル」をすることは良くない。特に自分のキャリア・アンカーを押さえつけてまでやったとしても長くは続かないし、万が一、続いたとしても苦しみの時間が長くなるだけだ。

　逆にキャリア・アンカーを自分自身がきちんと理解できていれば「どんな仕事」であっても自分らしい仕事のやり方を見つけることができるだろう。キャリア・アンカーに関しては、他人との比較は関係ない。1人ひと

り、顔が違うように、キャリアも違う。他人のキャリアは参考にはなるが、正解はない。まず、キャリア・アンカーを自問自答の中で明確にし、それに合わせたキャリア・デザインやキャリア・ドリフトをしていくべきだ。

【参考文献】
1) 稲葉佑之　キャリアで語る組織経営　個人の理論と組織の理論　有斐閣アルマ 2012
2) ウィリアム・ブリジズ　トランジッション　人生の転機を活かすために　パンローリング社　2014
3) J.D クランボルツ・A.S レヴィン　その幸運は偶然ではないんです！　ダイヤモンド社　2005
4) 岸田民樹・田中政光　経営学説史　有斐閣アルマ　2009

Case 3

斎藤 守 @28歳

男性

作業療法士

Case 3

　斎藤守は、自信を失いかけていた。地元の大学を卒業後、最初に就職した食品関係の会社は、「一生の仕事にはならない」と1年足らずで退職した。その後、いろいろ調べた結果、作業療法士が自分に合っているのではないかと思い、親に学費を出してもらい、作業療法士の養成校へ入学した。3年後、卒業し介護施設へ就職したが、職場の人間関係になじめず、1年で退職し、今は、90床の療養型病院で働いている。よって、斎藤の年齢は28歳ともうすでに30歳手前であるが、作業療法士歴はわずか2年目で、今の病院では1年目になる。病院のリハビリ部門は少人数の部署で、リハビリ部門のなかで研修や教育体制は実施されておらず、それぞれが好き好きに仕事をしている感じだ。

　今の病院は、科長の性格が少し難しいくらいで、特に問題ないが、最近、このような緩い環境で仕事をしていると今後自分が成長できないのではないかと焦る気持ちが出てきた。もっと大きな病院に転職して勉強した方が良いのかもしれないが、もうすでに転職を2度経験しているし、年齢的にも30歳手前で「年下の先輩」が多いのも働きにくい。このままでは成長できなという焦る気持ちと転職できない状況の板挟みで「自分のキャリアは間違っていたかも」と思うようになってきた。リハビリの専門誌を読めば、自分と変わらないくらいの年齢の療法士が、立派に大学院を卒業し、原著論文を掲載していたり、すでに主任やリーダーという役職がついている人もいる。それに比べて自分は、役職どころかただの2年目の作業療法士で、何の教育も受けていない。

「おはようございます。今日もよろしくお願いしますね」
今日も朝から患者のリハビリが始まる。

「あーリハビリの斎藤先生。よろしくお願いします。斎藤先生みたいな経験豊富な立派な先生にリハビリをしてもらって私は幸せですよ」

　患者から信頼されたり、感謝されるのは嫌な気持ちはしない。しかし、自分は経験もなければ、立派な先生でもない。ただ、見た目は30歳手前だから患者から見ればそう見えるのだろう。いちいち否定するもの面倒なので「ありがとうございます」と返すようにしている。これは患者だけではなく、自分は2年目の作業療法士だと知らない他部署の職員から患者のことを色々と聞かれることがある。そんな時でも「自分は2年目なんで分かりません」とは言えず、精いっぱい「できる自分」を演じる。そんな、毎日にも少しずつ疲れを感じるようになった。

　大学を卒業し、食品会社への就職とわずか1年での退職。作業療法士になっての介護施設への就職と再び1年での退職。そして、今。その都度、自分では「キャリア・アップ」だと思ってきたが、実際は、どこに行ってもうまくいかず、失敗続きのキャリアを歩んでいるような気がする。しかし、どうやったらこの現状を変えられるのだろうか。もちろん、こんなこと職場の同僚には相談できない。また、両親も作業療法士の国家資格を持ち、立派な病院に就職したことで「一生安泰」だと思っているため心配をかけたくない。そんな暗い気持ちのまま、昼休みにスタッフルームで1人、物思いにふけっていた。ふと時計をみるとあと10分で昼休みも終わりだ。トイレに行って午後からの仕事の準備しようとかと何気に壁の張り紙をみた。

　「医療職のためのキャリア・デザインセミナー」のセミナー案内の張り紙があった。しかも、開催は今週末だ。斎藤は、誰にも見られないように張り紙をスマホで写真に収めると同時に、自分の勤務を確認

した。

　駅前の会場に到着する。すでに多くの人が座っている。男性、女性と半々くらいで、年齢はみんな自分と同じくらいだろう。会場のスクリーンには「前の方からお座りください」と画面が出ているが、斎藤は、一番後ろに座ろうとした。

　「おはようございます。すみません。一番後ろはスタッフ席なので、ぜひ前の方へどうぞ」

　「あっ、すみません」

　「こちらこそ、すみません。そうだ、ご挨拶を。私、今日の講師を担当します野口と申します」

　そう言うと名刺を差し出した。そこには、「株式会社メディカルキャリア　代表取締役　野口哲彦」と書かれており、代表取締役の下には「理学療法士」と書かれている。

　「そうなんです。私も斎藤さんと同じ療法士なんですよ。もとは、システムエンジニアをしていたのですが、理学療法士に転職したのです」

　「へーそうなんですね。実は僕も大学卒業して食品会社に就職して、そこから作業療法士になりました」

　「では、私たちは"同じ"ですね。じゃあ、今日はよろしくお願いします」

　"同じ"という言葉が引っかかる。同じ転職組でも片方はすでに講師をしているのに片方の自分には何もない。同じじゃないだろ。でも野口は、自分よりは年上だろうから、これから自分も頑張れば、同じようになれるかもしれない。まあ、参考になる話が１つでもあればいいか。

「皆さん、本日はようこそお越しくださいました。ありがとうございます」

そして、野口の自己紹介から、第1講義、第2講義と進んでいく。第1講義ではキャリアの3軸、第2講義ではPPMという話があった。第2講義の途中で看護師らしき人が「ガッツとコミュニケーション能力が資源」とみんなから拍手を浴びていた。斎藤も一応、拍手を送ったが、本当にそんなものがキャリアに役立つのかと半信半疑だった。斎藤は「何か良いことを書かなければ」と思ったが結局、何も浮かばないままだった。

「はい、では第3講義に入ります。今までしつこいくらいに、自分資源の棚卸をやってきましたが、今度は、キャリア・デザインに関して長い時間軸でとらえていきましょう」

そう言うと、厚生労働省の長期的なキャリア形成のスパイラルイメージという画面を提示した。

「このように、20代から50代に向けてキャリア・デザインとキャリア・ドリフトを繰り返しながら、徐々にキャリアの広がりと同時に医療職としての専門性を深めていきます。そのためには、6つのステップを踏む必要があります。そして、その第1歩目が「自己理解」です」

そう言うと、野口は会場を見渡す。

「本日、ご参加の皆さんは、医療職なので、それぞれ資格をお持ちですよね。では、皆さんは、なんでその職に就こうと思ったのですか。はい、すぐに書いてみてください」

作業療法士になった理由か…確か、あの時は、働いていた食品会社に将来性を感じなかったし、医療職の方が、資格を持っておけば将

Case 3

来、安定すると思ったからだ。でも、なんで作業療法士だったのだろう。天井を見つめながら考えていると、会場をラウンドしていた野口が耳打ちする。

「他にも選択肢はありますよね。理学療法士とか言語聴覚士もそうだし。医療職であれば看護師や検査技師もあるじゃないですか。なんで、あえて作業療法士だったんでしょうね」

野口は、筆が進まない斎藤を後押しするように小声で話しかける。

「まあ、その時の条件でいろいろ考えて、作業療法士にしたと思いますが…」

斎藤は、何も考えずに作業療法士になったわけではないという意味を込めて回答する。

「そうですよね。もちろん、条件もありますよね。でも、斎藤さんの"これ"っていう決め手というか、作業療法士になった"動機"というか"コア"の部分はどうですか」

斎藤は、腕組みをして再び天井を見上げる。

作業療法士になった"これ"っていう決め手はなんだろうか。そうだ。確か、テレビだった。アメリカのリハビリの様子がテレビで出ていたのを見たのだ。80歳くらいの大腿骨頚部骨折の患者に作業療法士がつきっきりでADL訓練をしていた。するとその患者がどんどん生活を取り戻していった。当時は完全素人だったが「こんな凄いことができるのか」と純粋に思ったんだ。それが、作業療法士になった直接的な動機ではないかもしれないが、あのテレビを見なければ作業療法士という職種があることを知らなかったはずだ。斎藤はワークシートに「テレビを見て感動したから」と書いた。

じゃあ、なんで感動したのか。純粋に作業療法士ってすごい仕事だと思ったし、あんなに直接人の役に立てるなんて魅力的な職業だと

94

思ったからだ。食品会社だって、人の役に立てないわけではないが、何より、国家資格を持った専門職として働くことに魅力を感じた。だから、国家試験に合格した時は、本当に嬉しかったし、これから作業療法士として一生頑張っていくと気合十分だった。

この感覚を忘れていた。職場の条件や環境を気にするばかりで自分がこの仕事をしている"コア"の部分を完全に忘れてしまっていたことに気付いた。

そうだ。自分は今、あの時「凄い」と感動した、作業療法士という素晴らしい仕事をしているのだ。斎藤のなかの心のスイッチが「ON」になった瞬間だった。今までは、年齢の割に経験年数がないことや作業療法士として十分に卒後教育を受けていないことをいかに隠すかばかり考えていた。少しでもそんな風に思わせないために、他人の目ばかりを気にしていた。それは、作業療法士だけではなく、社会人として十分なキャリアを築いていない自信の無さから来るものだろう。でも、自分は作業療法士なったことで、もう素晴らしいキャリアの入り口に立っているのだ。もう、他人の目を気にして、自分を良く取り繕うのはやめよう。もっと、自信を持って仕事に取り組もう。斎藤は、堰を切ったように自分の思いをワークシートに書きだした。

そして、野口は職業適応性や働くフィールドについて講義を行った。聞けば聞くほど、今いる環境が自分に合っているようで仕方がない。今までは、働く環境や条件ばかり気にしていたが、動機を照らし合わせると、そんなに悪い職場ではないんじゃないかと思いだした。

そして、自己理解のためのマンダラシートのワークが始まった。真ん中に「斎藤守」と書き、周りの８マスを埋めていく。「人を傷つけるのが嫌い」「争いごとは苦手」「よく聞き上手だと言われる」など、自己分析をしていく。社会人になってうまくいかないことが多く、イ

95

Case 3

ライラしていたが、よく考えると、自分はどちらかと言えば温和で戦いを好まない優しい性格なんだと分析から分かる。

　「はい、では、次はマーケットです。これは、第1講義のマーケットバリューでも出てきましたね。第1講義ではどちらからと言えば、マーケットに合わせて自分のスキルをどう生かしていくかという話でしたが、今回は逆で考えてみます。皆さんのスキルを生かすマーケットはどこでしょうか。そして、できれば、そのマーケットが成長しているかどうかも考えてください」

　今、斎藤の病院で急速に増加しているのが認知症患者だ。入院患者の9割は高齢者で認知症患者も多く含まれている。しかし、認知症対応が十分にできておらず、患者によっては、病棟スタッフが疲弊していることもある。もし、自分のリハビリでこのような問題行動の抑制や生活支援ができれば、それは十分に価値のあることではないだろうか。何回かリハビリの技術系の講習会に行ったが、それを実践できる患者がほとんどおらず、技術が身につかなかった。ただ、認知症であれば、もっと院内でできることはあるだろう。

　そして、PPMの話を聞き、これからマーケット（院内）に認知症対策を広げていくことが自分の院内での存在価値を高めるし、何よりみんなが助かるのではないだろうか。先ほどの看護師のように「ガッツとコミュニケーション能力」はないが、「温和な性格や聞き上手」で患者さんからの信頼はある方だと自負している。よし、これで、やってみよう！

　次の日、斎藤は、早速、同じ年齢だが、先輩作業療法士である藤村裕二に「もっと院内での認知症に対する理解や対策を充実させてい

たい」と相談した。藤村も同じことを考えていたようで、具体的に何をすればいいのかを話し合った。2人の会話は盛り上がり、「入院時の評価をもっとしっかりしよう」「退院時には、家族指導も必要だ」「1人暮らしの患者にはIADL訓練ももっとやろう」と次々と案が出た。そして、1週間、毎日、斎藤と藤村は時間を見つけては、話し合いを重ね、ある程度の大枠ができた。

　斎藤と藤村はまず、リハビリ科長である、松田邦夫に企画書を持参して相談に行った。松田は、理学療法士として15年のキャリアがあり、この病院でも10年の経験がある。普段、仕事をしている時は頼れる先輩なのだが、基本的に「現状維持派」で新しいことに取り組もうとしない。誰かが研修に出て、最新のリハビリの方法や病棟での取組みを聞いてきても「まあ、うちにはまだ必要ないだろう」と結局、何もしない。斎藤が転職してくる前も新しいことに取り組みたい意欲的な療法士は、それが嫌で何人も辞めていったと聞いた。よって、今回もおそらく、同じように拒否するのは間違いない。そこで、院内の業務改善として話を持っていけば、必ず今までと同じように拒否されるので、あくまでも「学会発表のための取組み」というスタンスで「限定的な話」として持っていくことにした。この作戦は見事に成功し、「うちは学会発表に関しては、個人的な活動だから好きにすればいい」とあっさりと了承してもらった。もちろん、やるからには限定的ではなく、きちんと結果を出して、病棟の認知症ケアを充実させていきたいし、これで、自分自身の作業療法士として自信が持てる第一歩にしていきたいと思っている。

　まずは、できるところから始めようと、斎藤の担当患者全員に認知

症検査を行い、その結果を病棟スタッフへフィードバックすることにした。認知症と言ってもいろんな認知症があるし、専門的に評価すれば、対応方法も今よりは良くなるだろう。そして、新しい患者を担当するたびに、認知症検査を行い、病棟スタッフへのフィードバックと対応方法の検討を確実に行っていった。また、藤村も斎藤のやり方を真似して、同じように行った。半年もすると、このやり方が定着し、看護師長から「看護師向けに認知症の研修講師をして欲しい」と依頼された。斎藤は、初めて作業療法士として認められたような気がした。

「斎藤君、ちょっといいかな」

昼休みにスタッフルームで休んでいると、科長の松田に呼ばれる。

「はい、何でしょうか」

「いや、師長から聞いたんだけど、今度、認知症の研修をするらしいじゃないか」

「はい。僕と藤村君で、地道に認知症対策を行ってきたのがやっと認められたような気がします」

「いやいや。あのさー、まず、認めるのは看護師じゃなくて、上司である俺じゃないの?」

「あっ、はい」

「確か、学会発表だからっていうから認めたのに、いつの間にか、俺を飛び越えて勝手なことやってくれてるじゃない。その辺どうなの」

斎藤は、松田が何を言いたいか、やっと察した。初めからいつかこんなことを言われるとは分かっていたが、完全に忘れてしまっていた。

「ご報告が遅れて、すみません…」

「いやいや、すみませんじゃないでしょ。リハビリ科に関しては、俺が責任をもって管理を任されているわけだからさ、勝手なことされると困るんだよね。特に他部署とのことになると何かあった時に斎藤君が責任取れるの？」

斎藤にとっては、作業療法士として、いや社会人として初めて自分の仕事が認められようとしていた時に、まさか身内から反対が起こるとは思わなかった。なぜ、正しいことをしているのに、身内から責められなければならないのか。目の前にいるこの人は、自分のために何かしてくれただろうか。ここで言い返してみようとも思ったが、反論した時点でこの先、自分はこの病院で勤めるのは難しいだろう。それは、怒りなのか、動揺なのか、力のない自分への落胆なのか分からない感情が込み上げる。

くそっ！何でだ！やっと…やっと…自分の居場所が見つけられたのに…

そのまま斎藤は頭を垂れ、床の一点を見つめ、こぶしを握り締めたまま、泣いていた。

「責任は、俺が取りますよ！」

斎藤の後ろには、怒りで目が充血した藤村が立っていた。

「俺は、今まで科長が正しいと思って付いてきました。それは同じ療法士として見習うべきことがたくさんあったからです。でも、科長は、いつも自分が興味ないことや分からないことになると急に保身に入るじゃないですか」

「そんなことはない！この病院のことは俺が一番、分かっているんだ。だから、院長から科長を任されているんだろう」

ただならぬ雰囲気にスタッフ全員の視点が松田、斎藤、藤村に集ま

Case 3

る。

「院長がどう思っているかの話をしているんじゃないですよ。この半年、俺は斎藤が一生懸命にうちの病院の認知症対応をもっと良くしようと努力する姿を見てきました。療法士の経験は俺の方が長いですが、斎藤からいろいろ教えてもらって、俺の患者にもできるようになりました。俺は、斎藤に感謝してるんですよ。これは、俺だけじゃない。きっと看護師長も思っているはずです。斎藤は、毎日、毎日、対応の難しい認知症患者にひたすら向き合って来たんですよ。だから、研修講師を依頼されたんじゃないですか」

「だから、俺は、それを責めてるんじゃなく、まずは、責任者である俺に相談するべきだろうと言ってるんだよ」

「相談したって、ダメだしか言わないじゃないですか」

藤村のヒートアップに、スタッフ全員が集まってきた。しかし、その表情は、藤村をなだめるというよりも藤村に同調し、みんなうなずきながら聞いている。その空気に耐え切れなくなった松田は、

「まあ、この件は、藤村君が斎藤君を指導するということで、俺は、タッチしないからな」

そう言うと、そそくさとスタッフルームを去っていった。

斎藤は、28歳にもなって仕事中に泣いてしまった恥ずかしさでどうしてよいか分からず、顔を上げられなかった。すると藤村が肩をポンと叩いて

「あースッキリした！」

そう言うと、張り詰めていた空気が一気に緩み、笑いが起きた。その笑いから藤村以外のスタッフもみんな同じことを思っていたのだろう。みんな、口々に斎藤に向かって、気にするな、問題ない、講師頑張れよ、と言ってくれた。

「なっ、斎藤の頑張りは、みんな認めてんだよ。また、研修の準備しようぜ。俺も手伝うからさ。なんてったって、"指導係"に任命されちゃったからな」

　１か月後、院内の看護師向けに斎藤は研修講師として登壇した。この１か月間、藤村と資料作成やリハーサルを重ね、準備をしてきた。他の先輩療法士も手伝ってくれることもあった。

「以上です。ご清聴、ありがとうございました」

　斎藤の話が終わる。司会の藤村が質問はありませんかと会場に投げかける。最初はポツポツと質問が出る程度だったが、徐々に斎藤と看護師のディスカッションが白熱し、最終的には、「認知症チーム」を作り、多職種で認知症対応をしていくこととなった。

　はじまりは、あのセミナーだった。自分資源の棚卸からマンダラシート、そしてPPMでの市場で成長している資源の市場占有率を上げることで花形を作る。斎藤は、確実に自分の市場である院内で認知症対応という資源が花形に向かい始めた。ゆっくりとではあるが、斎藤のキャリア・デザインが動き出した。

第3章

キャリア・デザインの
フレームワーク

New Career Design

第3章　キャリア・デザインのフレームワーク

3-1 個人のキャリア形成に向けた "道しるべ"

　第1章、第2章にて様々なキャリア理論、キャリア戦略における重要な情報が網羅され、大枠（マクロな視点）で理解ができたかと思う。

　第3章では、具体的にキャリア形成をする「個人」にフォーカスしていき、1人ひとりの医療職が「自分に適した」あるいは「自分が望む」キャリアを形成していくことができるように様々な理論、考え方を通して述べていく。

3-1-1　キャリア・モデルの理解を深める

　本章を進めるにあたって以下に示す厚生労働省が示すキャリア選択のためのイメージを採用する（**図6**）。これは、前章でも述べられているようにキャリアはデザインとドリフトの繰り返しであり、年齢によっても役割やデザインが異なることを加味したイメージ図になっていることが理由で、個人のキャリア形成がレベルアップや範囲の広がりを伴いながらスパイラルアップしながら進んでいくことをイメージしたものとなる。年齢（横軸）とともに輪が大きくなっているのは、キャリア形成の進展の中で、キャリアが広がっていく（知識・経験の広がりの意味）様子を表している。

　キャリア形成は基本的に次に示す「6ステップ」で構成され、この6ステップを適切に行うことにより初めて目標を達成することができる。以下にその6ステップの内容を整理する。

104

3-1　個人のキャリア形成に向けた"道しるべ"

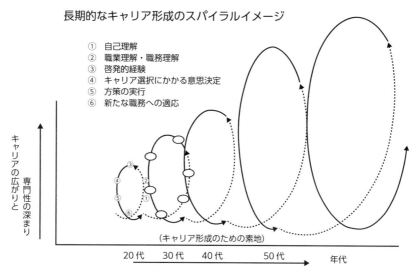

(図6)

(1) 自己理解：キャリア形成に関して「自分自身」を理解する
(2) 仕事理解：進路や職業・職務、キャリア・ルートの種類と内容を理解する
(3) 啓発的経験：選択や意思決定の前に、体験してみる
(4) キャリア選択に係る意思決定：相談の過程を経て、(選択肢の中から)選択する
(5) 方策の実行：仕事、就職、進学、キャリア・ルートの選択、能力開発の方向など、意思決定したことを実行する
(6) 仕事への適応：それまでの相談を評価し、新しい職務等への適応を行う

ただ、これまで読み進めてもらって分かるように表現が「硬い」印象が

第3章　キャリア・デザインのフレームワーク

ある。そのため、著者が以下のようにアレンジして、6ステップを基に深掘りしていこうと思う。

<アレンジバージョン>
① 自己理解：自分の能力・価値観が主観的にも客観的にも理解できる
② 仕事理解：仕事内容はもちろん業界のマーケット動向や成長性などを把握する
③ 啓発的経験：仕事に付随した様々な経験値を上げる
④ キャリア選択における意思決定：①で培った価値観から導く判断軸で選択する
⑤ 方策の実行：選択した仕事に対してのキャリア戦略を練り実行する
⑥ 仕事への適応：PDCA＊サイクルを回しながら仕事への適応を図る
＊PDCAサイクル：plan-do-check-action

3-1-2　キャリア人生のすべては「己の理解」からはじまる

　自己理解とは、読んで字のごとく自分を理解するということであるが、自分を理解することは簡単なようで実はとても難しい。自分にとって望ましい進路選択、職業選択、総合的な人生設計（キャリア・デザイン）のために「自分らしい」「主体的に」「自らやりたい」といった選択をするのは容易ではない。自分自身のありのままを知ること、多くの人が自分に向き合う術を知らない。しかし一度、自分を理解することができれば、その理解は様々な場面において役に立つ。本章を通して、「なんのため（why）」「何を（what）」「どうやって（how）」自己理解をするのか、実践を通して学んでほしい。

　例えば、「なぜ看護師を目指したのか（why）」と質問されてすぐに返答できる人もいれば、反対にそうでない人もいる。もちろん、理学療法士をはじめその他コメディカルも同様だ。これに加えて、「看護師になって何をしたいのか（what）」「どうやってそれを実現するのか（how）」と具体

的に質問をされると答えられる人がどんどん少なくなる。一般的に、看護師をはじめ医療・介護職は動機が明確であり、"職業アイデンティティ"が備わっている人が多い印象がある。ただ、実はそうではない。多くの人が上記のような質問でさえ答えに詰まる。その理由はなぜか？私は、職業アイデンティティ構築の前に「自分のことを理解していないため」と推測している。ここのコアがないと積み上がるものも積み上がらない。また、自分を見失いバーンアウトやうつ症状になってしまう傾向も多くなる。つまり、職業アイデンティティの前に、自己のアイデンティティを構築する必要があるのだ。

　正しい自己理解の上に正しい職業アイデンティティが成立する。この仮定の基では、**図7**のスーパーの概念図を理解しておくべきであり、図にあるように『職業適合性』を満たす上では、「能力」と「パーソナリティ」が必須要素となる。自己理解を進めることでパーソナリティへの理解が深まる。一方、「能力」についてはさらに、「適性」と「技量」に分けられる。適性とは「将来何ができるか」「達成できるであろう可能性」といったことを表す。技量は、現在その人が何ができるかという「現在到達している状況」を表す。パーソナリティを構成するものは、欲求、特性、価値、興味に分類される。この中で、欲求と特性は特に、「適応」という行動様式を表すものとされている。

　ただし、『職業適合性』だけを材料にキャリア選択することは好ましくなく、「自らの希望」を照らし合わせながら、キャリア選択をしていくことが望ましいと考える。例えば、自分は「理学療法士として○○病院に入職したい」と考えているが、周囲から「能力がなく」「適性も合っていない」と言われることがある。しかし、あくまで周囲の意見あり、自らが志し、目指すのであれば何も問題はない。能力やパーソナリティはあくまでアセスメントの１つであり、判断材料の１つでしかない。本書の「おわり

第3章 キャリア・デザインのフレームワーク

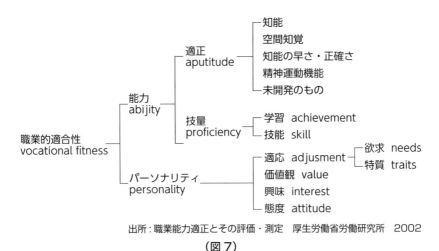

（図7）

に」で250人以上の医療・介護職の「夢」を掲載しているが、その原動力となる「本人の希望」「夢」が最も重要といっても過言ではないと私は考える。

3-1-3 「能力」「価値観」を"色濃く"したキャリア選択が重要

3-1の冒頭では「己を理解する」ことこそが、すべてキャリア形成する基盤であると記した。本項ではその中でも「能力」「価値観」について掘り下げて考えていく。この2点に絞るのは、「動機」「能力」「価値観」の3つに向き合うことがキャリアの基礎をつくると数多のキャリア研究者が言っていることからも妥当だと考えている（動機≒価値観に近いニュアンス）。

■「能力」について－自分の戦うフィールドを見極める－

　ここでいう「能力」とは「自分ができること」である。一般的には、机上やOJT（on the job training）で得られる知識や技術（総じてスキルと呼ぶ）、またそれを一定の基準で証明するはずの資格や免許を指す。医療・介護職は、資格を保有していることからこの「能力」の一定水準は保たれていると考えることができる。

　私は能力には先天的な「才能」に紐づくものと、後天的に「努力」により身につくものとが存在すると考えている。『職業適合性』の中での「適性」が先天性能力に当たり、「技量」が後天的能力に当たるともいえる。

　例えば、「絶対にやりたい」と思っていても後天的能力だけではどうにもならない領域があることを自覚することも必要になる。言い換えれば、才能があり先天的な能力を備えている人には「そんな簡単なこと」と思われることも、その領域で才能がない場合は困難を極めることが往々にしてある。有名な『ゼークトの組織論』（図8）では、その分野で能力が低い場合、いくらやる気があっても戦力としてみなされず、むしろ足手まといになる可能性があるとしている。野球で言えば「遠くへ打つ才能」や「速く投げる才能」というのは後天的努力では限界があるし、陸上で100mの選手とマラソンの選手ではそもそも備わっている筋肉の質が異なる。看護師で臨床をバリバリ頑張ろうとしても、「どうしても血が見られない」「夜勤に入ると身体のリズムが狂って生活に支障がでる」のであれば、配属を考えないといけないだろう。

　ただし、「諦める」ともニュアンスが異なる。どちらかというと「見極める」ことが大事。自分自身の能力の見極めは非常に大事であると同時に、自ら能力開発により「有能」になれる領域を選択することはキャリアにおいては最重要事項だ。何もキャリアを失敗することなく、最短で目標に到達しろと言っているのでもない。どちらかと言えば、急がば回れで

第3章　キャリア・デザインのフレームワーク

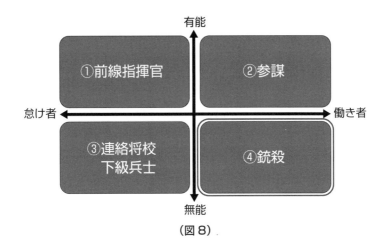

(図8)

様々なことを経験すべきではある。ただし、自分の能力の有能無能・得手不得手は見極めた上でそうした動きをとるのが望ましい。能力とは、才能や資質を見出し、磨いてゆき**「自らの強みを明確化する」**ことでもあると言える。

■「価値観」について－自分の大切にしている価値に向き合う－

　先にも述べたが、ここでいう「価値観」とは「動機」ともニュアンスが近いと考えている。ここでは「大切にしていること」「譲れないこと」「やりたいこと」という意味合いがしっくりくる。キャリア・アンカーやマズローの欲求段階でいう「自己実現の欲求」などとも近い。混同されやすいが「好き」や「憧れ」とは違う。価値観については、医療・介護職は総じて「コアな価値観」を持ち得ていることが多い。ある日に生じた不意な出来事や体験によって、顕在化し、自認することも多い。その強い価値観を土台に、日夜自己研鑽に励んでいると言える。

　例えば、こんな経験はないだろうか。私自身は自らのキャリアエピソー

ドを語る上で「ある患者との出会いがきっかけ」で、作業療法士としての価値観を叩き込まれたと自負している。こうした「患者」や「家族」との出会いがきっかけとなり、自分の価値観に“気付く”ことはキャリアを歩む上で非常に重要だ。ここで重要なのは「違和感」を大切にすることや「喜怒哀楽を素直に受け止める」感受性である。キャリアを歩んでいくと、いわゆる病院や医療業界の常識が当たり前だと思ってしまう。患者さんが死去する、あるいは患者さんが転倒する、認知症で徘徊する事実を「当たり前」だと思い、それに慣れてしまうのは非常に恐ろしい。いわゆる「不感症」「思考停止」の状況だ。この習慣や常識が知らず知らずに自らのキャリアに影響を与えていることに多くの医療・介護職はあまり気が付いていない。こうした感受性を大事にし、常識や慣習によって自分の価値観を殺さずにキャリアを歩んでいくことは本当に難しいが、非常に大事となる。

　また、価値観は様々なキャリアイベントにおける決断、判断の軸としても重要となる。価値観が合わない職場、領域、人間関係にもかかわらず、我慢に我慢を重ねてうつ症状になってしまう事例も多く聞く。価値観や動機とは、主体的に発見するものであり、自覚し顕在化をさせて、自らが目指すべき目標を定める前提（礎）のようなものと言える。その点を決してないがしろにしてはいけない。

第3章 キャリア・デザインのフレームワーク

3-2 キャリア・デザイン・ワーク

続いて、そうした「己の理解」を進める上でいくつかワークを紹介したい。まず、「能力」や「価値観」を見つめなおす際に、「自らの強み（あるいは弱み）」について同時に考える機会が増える。そんな自分の強みを知るには、自分で整理する方法と、他者を含め理解が深まる方法がある。「自分の強み」を見出すときには、この両方からの視点でのやり方を知り、多面的に整理してみることがおすすめだ。

自分だけで取り組めるものの1つが、自分の大事にしている価値観に向き合うというもの。「自分が大切にしている価値観は何か？」という問いかけを自分自身に投げかけたり面談で部下や同僚に聞いたりしてみると、1人ひとりの違い、つまり強みの基となるパーソナリティがはっきり出てくる。以下に紹介する「9マンダラワーク」はその1つである。また複数人で取り組むワークとしておススメの「ジョハリの窓ワーク」も紹介する。

① 9マンダラシート

以下に示すようなワークシート（**図9**）を用いながら実践してほしい。大谷翔平選手が高校時代に使用したことで有名となったマンダラシートの9つバージョンと思ってもらうといいだろう。方法としては、3×3の9つのマスの真ん中に自分の名前を入れる。残りの8マスには自分が大事にしている価値観を入れる。「自分がこれまで大切にしてきた考え」「両親や家族からよく言われたこと」「自分の信念」といった自分を形成している考

112

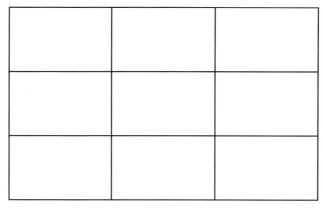

(図9)

え方や概念を書き出してみる。時間としては3分程度でよく、その時にすべて埋まらなくても問題ない。

　これで、自分自身の大切にしている価値観が俯瞰できる。この列挙された価値観はそれ自体が自らの「強み」の源泉になる。これまでの人生で何度か思い浮かべたり、振り返って考えてきたりした言葉というのは、他の人よりもその価値観について考えているということ。つまり自分自身で磨いている強みの源泉ということになる。価値観が自分の希少性になっていると自覚している人は想像以上に多くない。まずはしっか自分を理解することが必要。

② ジョハリの窓

　有名なジョハリの窓というツールは複数でワークを行う際に「他者からみた自分の強み（弱み）」を理解できるという点で有効といえる。

　ジョハリの窓とは、4つのマスを使って自分をより多面的に理解するツール。自分の視点と他人の視点を使うことで広く自分を受け止めることができ、他人からどう自分が見られているかが分かることで周囲とも話が

第3章 キャリア・デザインのフレームワーク

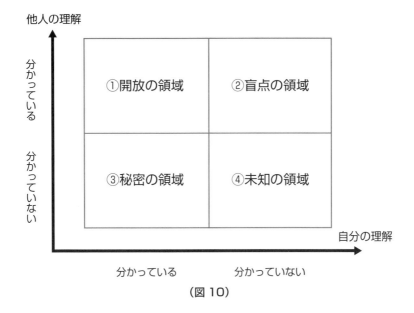

（図10）

しやすくなるというもの。

　私はチームでワークを行うことを勧めている。まず対象となる1人を決める。次にその対象となるメンバーの強みを5つ書き出す。その際、正方形の付箋などがあれば1つずつ書き出すようにする。あくまで思いついたものを思いついたまま書き出せば問題ない。

　所用時間は3〜5分程度で、もしここに6人のメンバーがいるとすると、1人当たり5つの強みが書かれているので、計30個の強みが書き出せている。

　それぞれが書き出したメモや付箋を、テーブル上に皆に見えるように同時に出して仕分けする。例えば、本人から「スピードが速い」と書き出されて、メンバーから似たようなものが1つでもあった場合、「開放の窓」に書き加える。これが他人にも分かっているという強みになる。

　次に、本人が話しても、誰も同じものが無かった場合は「秘密の窓」と

なる。自分には分かっているが、他人には見えていない強みになっている可能性があるので、これがより伝わればもっとメンバーと良いチームプレイができるかもしれない。

　一方、メンバーが強みとして挙げてくれたにもかかわらず、自分は出していないというものもある。これは「盲点の窓」で、自分では優位と思っていなくても、周囲からすると強みにみえる要素。この要素はもっと生かすと、自分の強みをさらに引き出してくれる可能性がある。こうしたチームでのワークを通して「強み」を立体的に捉えるのは重要となる。

第3章　キャリア・デザインのフレームワーク

3-3 「仕事理解」はマーケットを理解することから

　この章の冒頭に示したスパイラルイメージの**図6**にて次のステップは『仕事理解』である。仕事理解は大事であるが、専門家である医療・介護職は自らの仕事内容は理解していることが多い。そのため、その専門性を社会でどう生かすことができるのかといったマーケット理解が重要となる。ここでは主にマーケットの理解が進むように述べていく。

　まず「マーケット」とは、「市場」ともいわれ、「不特定多数の買い手（需要者）と不特定多数の売り手（供給者）が、お互いのニーズを充たしてくれる相手とマッチングされ、価値を交換する場所」のことを指す。本書のような、キャリア領域においては、仕事を選択する不特定多数の求職者と、働き手を探している不特定多数の病院・企業が労働力と賃金を交換すべくマッチングされるということになる。市場の構造など詳細に関しては他の書籍をあたってほしいが、今まで馴染みのなかった「マーケット」「市場」という要素は必ずおさえておいてほしい。

　この「マーケット」という要素についてキャリア形成で触れられることはこれまであまり多くはなかったが、昨今ではキャリア選択をする中で以下の2点が重要になってきたと考えている。

＜ポイント＞
■成長しているマーケットを選択するということ
■マーケットから求められる市場価値の高い人材になるということ

3-3　「仕事理解」はマーケットを理解することから

3-3-1　「マーケット」について

　仕事を選択する際に大切な要素の1つが「マーケット選択」といえる。医療・介護職が選択するマーケットは大きくわけると「医療保険」「介護保険」「保険外」と分けることができる。

　例えば、医療・介護の80％以上は医療もしくは介護保険分野で勤務をしている。また社会保障費はご周知の通り財源が逼迫しており、診療・介護報酬改定毎のマイナス改定は事実上避けられない様相を呈している。

　ただ私はポジティブな面もあると考える。例えば、医療や介護の対象となる多くは高齢者だ。日本は先進国のどの国にも先駆けて、後期高齢者の割合が最も高い国となった。このことは純粋に「顧客」が増え続けるとも捉えることができ、誤解を恐れずに言えば、日本国内で最大の成長産業ともいえる。ただし、産業構造自体は「税金」を用いているため純粋に市場原理が働いているとは言いがたく、サービス提供体制が今のままでは持たないことは事実だ。

　そこで最近、私が注目しているのが、保険外（自費）領域での医療人材の活用である。保険外といっても通常の保険サービスにおける10割負担で行うものだけでなく、現在では多くの医療有資格者が一般企業などに就業、あるいは起業をし、「予防」や「健康寿命延伸」事業にて活躍をしている。これまでのロールモデルにはなかったモデルが少しずつ根付こうとしている。このように、これからは既存のロールモデルに囚われることなく、仕事を選択することができる環境にある。

　ただし、養成機関で「臨床実践」を中心に叩き込まれてきた医療・介護職が、「成長しているマーケットだから」という理由のみでキャリア選択したからといって、向き不向きがその段階で分かる保証はない。"自分自

第3章 キャリア・デザインのフレームワーク

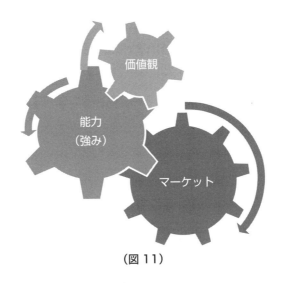

(図11)

身に合っているかどうか"という点に関しては、先ほどの「価値観」や「能力」を照らし合わせ、そういった仕事が自分の価値観に従い、能力を最大限発揮できるかをしっかり見極めた上でキャリア選択をすべきである。

3-3-2 マーケットは常に変遷している

多くの医療・介護職にはあまり知られていないが、厚生労働省は5年毎に「職業能力開発基本計画」という法定文章を出している。現在第10次まで出ているのだが、社会背景や経済動向が示され、近年の物は政策的な課題などを理解する重要な資料と位置づけられている。これは医療・介護関係にも色濃く関係していると考えている。

現在の第10次計画では、「付加価値創出力」「生産性向上」「人材育成機能」「人的資本の蓄積」など労働力不足に対し生産性向上に向けた人材育

3-3 「仕事理解」はマーケットを理解することから

第10次職業能力開発基本計画　－生産性向上に向けた人材育成戦略－　　資料5－2

人口減少社会、グローバル化の進展、AI、ビッグデータ等を背景として、ビジネス環境・就業環境が変化する中、人々が能力を高め、その能力を存分に発揮できる全員参加の社会と人材の最適配置を同時に実現し、我が国経済を量の拡大と質の向上の双方の観点から成長させる「生産性向上に向けた人材育成戦略」として、職業能力開発施策の基本的方向を定める。

今後の方向性	今後の職業能力開発の基本的施策の展開
生産性向上に向けた人材育成の強化 国、企業、民間教育訓練機関、学校等の教育訓練資源を効果的に活用し、国全体の人材育成の抜本的な強化を図る 【第3部の1】	○　専門実践教育訓練給付制度等におけるIT分野の講座拡充検討、IT分野に関する職業訓練の推進等 ○　国家資格化されたキャリアコンサルタントの質の保証や専門性向上、セルフ・キャリアドックの導入の推進、教育訓練給付制度の周知・普及、等 ○　グローバル人材育成等のためのキャリア形成促進助成金・キャリアアップ助成金による訓練機会の確保、教育訓練休暇制度等の導入に取り組む企業への支援、認定職業訓練制度の活用促進　等 【第4部の1】
「全員参加の社会の実現加速」に向けた職業能力底上げの推進 女性・若者・中高年齢者・障害者等、全ての人材が、その能力を存分に発揮できる「全員参加の社会」の実現加速に向け、個々の特性やニーズに応じた職業能力開発の機会を提供し、一人一人の能力の底上げを図る　【第3部の2】	○　育児等と両立しやすい短時間訓練コースの設定、訓練受講の際の託児支援サービスの提供 ○　児童・生徒等への職場体験等の支援、就業経験の少ない若者に対する日本版デュアルシステムや雇用型訓練の推進、地域若者サポートステーションにおけるニートや高校中退者等への支援の強化 ○　中高年の在職中のキャリアアップや再就職に向けた支援 ○　障害者の特性やニーズに応じた訓練の実施 ○　キャリアアップ助成金、雇用型訓練等による非正規雇用労働者の支援　等 【第4部の2】
産業界のニーズや地域の創意工夫を活かした人材育成の推進 様々な主体が有機的なネットワークでつながり、地域特性や、産業ニーズを反映した人材育成を、地域レベルで実施していく　【第3部の3】	○　産学官が連携した地域コンソーシアムの構築、就職可能性を高める職業訓練コースの開発・検証 ○　企業や地域の多種多様なニーズに対応した新たな人材育成プログラムの開発等の支援 ○　地域訓練協議会における多様な産業のニーズの把握、産業界や地域のニーズを反映した職業訓練の実施分野及び規模の設定 ○　教育訓練機関への訓練指導員派遣等による連携の強化　等 【第4部の3】
人材の最適配置を実現するための労働市場インフラの戦略的展開 人材の最適配置を図るとともに、個々の労働者の能力を最大限に活かすため、職業訓練制度や職業能力評価制度を車の両輪とした労働市場インフラの戦略的展開を図る 【第3部の4】	○　我が国の産業・職業構造の中長期的な変化を見据えた人材ニーズの把握 ○　総合的な訓練計画の策定、職業訓練におけるeラーニングの導入検討や、最先端の技術革新やグローバル化に対応した人材育成 ○　対人サービス分野を重点とした技能検定の整備、認定社内検定の普及促進等による職業能力評価制度の構築 ○　ジョブ・カードの活用促進 ○　企業における人材育成投資の促進 ○　地域の職業能力開発行政の拠点としての都道府県労働局の機能強化　等 【第4部の4】

このほか、技能の振興、国政連携・協力の推進（技能評価システムの移転、職業訓練の実施の支援、技能実習制度の適正かつ円滑な推進）に係る施策を実施するとともに、本計画に基づく施策推進の目標を設定し、その進歩状況を把握する。

出所：第10次職業能力開発基本計画〜生産性向上に向けた人材育成戦術〜　2016

（図12）

第3章　キャリア・デザインのフレームワーク

成戦略を全面に打ち出している。また、需要側の構造的な変化として「高齢化の進行を背景として特に医療・福祉において就業者の割合が高まってきている」と明記されはじめている。楽観的に考えれば、これからも医療・介護職は重宝され、雇用され得る場は用意されているとも見て取れる。ただ、果たしてそうだろうか。その点に関しては後述するとして、こうした全体的なマーケット動向をおさえておくことは、例えば、補助金や研究助成金、そしてキャリア選択などにも大いに関わる。また、技術革新やそれに伴う生産性の向上については医療現場において切り離して考えられないため目を通しておくことをおススメしている。

3-3-3　個人がキャリアでマーケットを選択するということ

　先述したように、需要はまだまだあるものの、制度の変遷や見通しが読めない中では「成長するマーケットを選択する」のが得策であろう。ここでいう「成長マーケット」の定義を、ここでは簡単にライフサイクル理論に置き換えて考えてみる。

　ライフサイクル理論とは、市場成長率の変化を「導入期」「成長期」「成熟期」「衰退期」の4つに分け、S字カーブで表現したものだ。

　「導入期」「成長期」のタイミングを見極めてキャリア選択するのはなかなか難しいが、最近では先に述べた保険外における自費リハビリ、遠隔診療やAI診断といった「医療×IT」分野は活況を帯びているため、まさに導入期〜成長期といったところだろう。一方で、「成熟期（安定期）」に入っていくタイミングで起こり得るのが「機能分化」や「専門特化」という流れだ。医療・介護職は比較的この流れを見極めやすい時代であると私は考えている。例えば、これまでヘルスケア業界に参入してこなかった大企業が「新たな成長事業」を求めて参入をしてくることや、中小規模の病

3-3 「仕事理解」はマーケットを理解することから

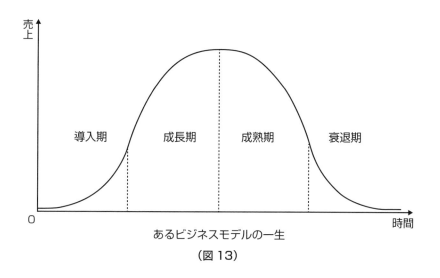

(図13)

院が中途半端な戦略をとらずに「地域密着」に舵を切り、在宅医療・介護を推進するといったことはよく生じていることであり、今まで病院内でしかキャリア形成してこなかった医師や看護師、理学療法士や作業療法士が一般企業や在宅医療領域にチャレンジするケースは増えている。

また、医療業界の「生産性向上」や「顧客満足度向上」といった質的な側面にも目が向けられるようになってきているのも特徴である。この場合、医療機関のホームページ（HP）のブランディングや広報、デザインやアートを重視したハード作りなど、細かい専門性・媒体別の仕事ができてくる。こうしたマーケットの見極めは大まかにでも押えておくといいだろう。

そのマーケットを選択する基準は数多くある。私が「個人のマーケット選択」において考えると良いと思うのは、2章にもあるPPM（Product Portfolio Management）というフレームワークを用いることだ。本章冒頭でも述べたが、以下のような考え方になる。

第3章　キャリア・デザインのフレームワーク

① 成長率が高いマーケット

② 自分の（能力・価値観に即した）市場シェアが高い

⇨①・②の両方を実現できる（掛け合わせる）ことがベストな選択といえる。

ここで大事になるのは、「自分はキャリア選択時に何を大事にしているのか？」という問いである。この問いに対する判断・決断軸を「能力」や「価値観」に照らして明確にしておくことは大事になる。スキルアップなどの成長、裁量権があるかどうか、給与、経験値、メンバー、ワーク・ライフ・バランス、理念やビジョンへの共感などいろんな軸がある。

例えば、今の自分の実力よりも上の仕事にチャレンジしてスキルを上げたいと思っていたとする。そうした場合には、そのスキルを身につける上で、自らは現在どの程度の実力で、どこのマーケットに行けば成長できると考えているか、といった問いを自らに課して戦略を練り、戦術を実行する必要がある（これに関しては4章で詳しく述べる）。

しばしば私は「立ち上げの病院や事業所にいくと『成長する』か？」と

高 ↑ 市場成長率 ↓ 低	花形製品 （star） 成長期待→維持	問題児 (question mark, problem child) 競争激化→育成
	金のなる木 （cash cow） 成熟分野・安定利益→収穫	負け犬 （dogs） 停滞・衰退→撤退

大　←相対的マーケット・シェア→　小
成長—シェア・マトリクス（BCGマトリクス）

（図14）

質問をされるが、これに対して「自分の能力以上の仕事をやる機会が多いため、成長するチャンスは多い」という回答をする。こう考えると、多くの若手医療・介護職が考える「スキルを上げたい」「希少性を高めたい」という目標に対しては、「成長するマーケット」「成長する病院・会社はどこか」を見極められるか、が鍵になるといえる。

ちなみに私は作業療法士5年目の時に「リハビリメディア」の立ち上げをするというキャリア選択をした経験がある。それまで全くメディアの「メ」の字も知らずに、Web界隈の知識も全くない状態にもかかわらずにであった。

その時の私の思考としては以下のようなものだ。

・PTOTST若手人口が急激に増えてきており、これから若手向けのメディアプラットフォームは重宝されるはず
・働き方が見直されているタイミングで、多くのキャリアに迷う若手の指標になるはず
・メディアには携わったことはないが、WebやIT自体は今後医療・介護職にも必要となり成長するマーケットであるため、自らの能力開発や今後のキャリアに生かされるはず

この3つを考え、なおかつメンバーも同世代で未来を創っていくと確信して立ち上げに参画した。

こうしたマクロの流れとして成長が予想されるマーケットというのは感じることができる。専門職としてキャリア選択をする際に、どういったキャリアを歩むか、何を得るか、を考える人は多いが「どこにいるべきか」というマーケットをより明確に考えると、一歩踏み込んだ「戦略的なキャリア」を歩めるはずだ。

第3章 キャリア・デザインのフレームワーク

3-4 「市場価値」と「コモディティ化」の関係

　本章最後は「市場価値を高める」という点について述べる。私はよく転職相談やキャリア相談を受けるのだが、その中で「市場価値を上げたい」「市場価値が高い仕事をしたい」という話がよく出てくる。便宜的に、「市場価値が高い＝世の中の多くの企業に必要とされる」というイメージが分かりやすいだろうか。ただし、相談を受けていると多くの場面で気付くことがある。それは、「市場価値を高めたいという人がほとんどコモディティ化している」ということだ。

　コモディティとは日用品の意味だが、「誰でもできる仕事」のことを指す。医療・介護職は専門職でありその多くは国家資格なのだが、年間数千人～数万人増えており、スキルの差が診療・介護報酬に反映されない。そのため個人による差別化が難しいことで、強制的にコモディティ化に向かう状況ともいえる。制度自体、同程度の質を保証しないといけないため、医療技術自体が他と差別化を図ることが難しい仕組みにはなっている。医師であれ、看護師であれ、理学療法士であれ、作業療法士であれ、「個人として」コモディティ化を脱することは可能だ。これが、医療・介護職が「"個人"として市場価値を高める」ということになる。"資格"の市場価値ではないのだ。

　ただし、ここで落とし穴があると私は考えている。「市場価値が高い人」というのがどういう人か自分で考えず、なんとなくキャリアを考えており、「その考え方が実はコモディティ」に陥っている人がものすごく多いという事実だ。

124

3-4 「市場価値」と「コモディティ化」の関係

　例えば、「今は1人の看護師として病棟で患者に向き合えている。この
あとは管理者になりチームマネジメントにチャレンジしてみたい」「今ま
では理学療法士として1人ひとりの患者に対応してきた。これからはより
多くの人に自分の臨床成果を提供するために研究をしたい」こういった話
はよく聞く話だが、本当にこのような経験をしていく人が「市場価値が高
い」のだろうか。確かに、自分が臨床だけでなくマネジメントができた方
がいいだろうが、それは個人としての市場価値が高いのか。私はそうは考
えていない。むしろ、臨床の次に管理、臨床の次に研究、と段階的に考え
るのは割と自然なことではないだろうか。

　例えば、臨床を3年とか5年やっていて1回も後輩の面倒を見たことが
ない人の方が少ないだろうし、あるいは、臨床のその先に研究をしている
人は多い。そう考えると、「臨床以外の経験をすること」は一概に市場価
値が高いとは言えない。

　瀧本哲史氏は、著書『僕たちは君に武器をくばりたい』の中で、士業が
コモディティ化しつつあると述べている。この中で、生き残れる働き方と
して、漁師を例に以下のように示している。ここに「市場価値の高い人
材」のヒントがあると考える。

---

1. とれた魚を他の場所に運んで売ることができる漁師（トレーダー）
2. 1人でたくさんの魚を取るスキルを持っている漁師（エキスパート）
3. 高く売れる魚を作り出すことができた漁師（マーケター）
4. 魚を取る新たな仕組みを作り出す漁師（イノベーター）
5. 多くの漁師を配下に持つ、漁師集団のリーダー（リーダー）
6. 投資家的な漁師（インベスター）

　この中で、今後生き残るのが難しくなると予測しているのが、トレー
ダーとエキスパートであるというのだが、エキスパートの性質は医療・介
護職のそれと非常に類似している。既存のロールモデルに従い診療・介護

第3章　キャリア・デザインのフレームワーク

報酬内で患者を多く集患し、技術を追い求めるだけで善とするキャリア構築をできる時代ではもうない。市場価値が高いカテゴリーとしては、新たなマーケットを創るマーケター、既存のものを組み合わせて新しい価値を生み出すイノベーター、集団を束ねて付加価値を生むリーダー、臨床や研究ができなくても世の中の動きに敏感に反応して投資をするインベスター、こうした役割を担うことが医療・介護職には求められてきている。

例えば、以下のような形が考えられる。

■マーケター
　予防医療の市場開拓、海外へ日本の医療技術の輸出
■イノベーター
　AI 技術を用いた診断の開発、IoT を用いた認知症者の見守り合いの仕組み構築
■リーダー
　既存の協会や学会に依存することなく支援者と新しい協会や学会を起ち上げる
■インベスター
　医療技術発展に寄与するベンチャー投資家

需要が供給を大きく上回り、社会保障制度も支える側の人口が多い時代はエキスパートだけで良かったかもしれない。しかし、今後はマーケター、イノベーター、リーダー、インベスターの能力も身につけることが重要になり、それが「市場価値の高い人材」になるのだと予測する。

【参考文献】
1) 厚生労働省　キャリアコンサルティング技法等に関する調査研究報告書の概要　2001
2) 厚生労働省労働研究所　職業能力適正とその評価・測定　2002
3) 厚生労働省　第 10 次職業能力開発基本計画－生産性向上に向けた人材育成戦術－2016
4) 渡邉正裕　35 歳までに読むキャリアの教科書　就・転職の絶対原則を知る　ちく

ま新書　2010

5）村山昇　働き方の哲学　360度視点で仕事を考える　ディスカヴァー21　2018

6）北野唯我　このまま今の会社にいていいのか？と一度でも思ったら読む転職の思
　　考法　ダイヤモンド社　2018

7）瀧本哲史　僕は君たちに武器を配りたい　講談社　2011

Case 4

佐々木 信二 @30歳

男性

臨床工学技士

Case 4

「パパー！お誕生日おめでとう！」

佐々木信二は、妻と娘2人に30歳となる節目の誕生日を祝ってもらった。佐々木は、臨床工学技士の学校を卒業し、県内有数の大規模病院に就職した。給料は決して高い方ではないが、大規模病院なので公務員並みの給料があり、少しずつではあるが昇給している。また、看護師の妻も近所のクリニックで働いているため、共働きをすれば、そこそこの生活はできている。国家資格の取得と大規模病院への就職。そして、結婚、子育てと順調なキャリアを歩んでおり、特別、自分の置かれている状況に不満はない。

現在、佐々木の部署は、20名の部署であるが、30歳になったものの役職は就いておらず、「平社員」のままだ。今までは、給料や出世のことよりも臨床工学技士としての自分の知識や技術をどう高めていくかだけを考えてきた。しかし、30歳にもなったし、子どもの習い事や住宅ローンで以前よりお金が必要になってきている。確かに昇給はしているが、役職手当がつけばさらに給料は上がるだろうし、自分自身の年齢なら主任か係長くらいの役職がついてもよいものだ。実際、他の部署の同期は次々と出世し、役職がついているが、「臨床工学科」には、自分より経験年数の多い先輩が多くいて、その人たちが退職しない限り、自分に役職は回ってこないだろう。

「このまま安定のために今の職場にいるべきか、給料を増やすために、転職や副業をするべきなのだろうか」佐々木は最近、このことをよく考えるようになった。

「そりゃ、私だって、信二のお給料が上がってもらえば、もっと生活は楽になると思うけど、MEって、私たち看護師と違って就職先って限られるじゃない」

「まあ、そうなんだよね。でも、このまま今の病院で働いていても役職つかないだろうから、給料は少しずつしか増えないだろう。だから、転職も考えた方がいいかなって思うんだよ」

「でも、転職っていっても、ME が必要な病院って、もうこの近所にはないから、通勤時間がかなりかかるようになるわよ。そうなったら、私の家事育児の負担が増えるじゃない」

「まあ、それはそうなんだけどね」

「だったら、今のままでいいんじゃない。転職して給料が倍になるなら考えるけど、ちょっと上がるくらいで、信二の通勤時間が伸びて、私の家事育児の負担が増えるのなら私は反対だわ」

どうやら妻は転職には反対らしい。何度話をしても、結局、この結論になるため、最近はもうこの話をするのを避けるようになった。

病院での昼休み、職員食堂で昼食を食べていた。たまたま流れていたテレビ番組では、「副業解禁」のニュースとともに「副業だけで月収 30 万円」という成功者のインタビューが放送されていた。どうやら本業は、車の営業マンで、全国でもトップクラスの営業成績があり、その営業の方法のノウハウでセミナーを開催したり、有料ブログなどを書いて収入を得ているようだ。佐々木は、一緒に昼食を食べていた後輩に「こんなものは、一部の才能のある人の話で俺ら ME のような特殊な仕事じゃできない」と話をした。そして、食器を片付け、食堂を出ようとしたところに職員向けの掲示板に「医療職のためのキャリア・デザインセミナー」の案内を見つけた。30 歳になり、自分のキャリアを考え始めたことだし、どんなものか一度知っておいた方が良いと思い、早速、申し込みをした。

会場に到着すると、もう何人か席に座っている。みんな自分と同じくらいの年代のようだ。一番後ろの席に座ろうと思ったが、どうやら一番後ろはスタッフ席のようで、移動を促されている人がいたので、佐々木は、真ん中くらいに座った。

「本日の講師を務めさせていただきます、野口と申します。よろしくお願いいたします。」

振り向くと1人の男性が立っていた。そういうと、野口は名刺を差し出した。そこには、「株式会社メディカルキャリア　代表取締役　野口哲彦」と書かれていた。おそらく、木村と同じ年齢か、少し上くらいだろう。

「あっ、よろしくお願いいたします」

佐々木も名刺を出す。

「佐々木さんは、臨床工学技士なんですね。しかも、あの大きな病院にお勤めなんですね」

「はい。安定はしているのですが、いろいろチャレンジしてみたいこともあるので、今日はお話を聞きに来ました」

「それは、それは。では、よろしくお願いいたしますね」

そして、野口の自己紹介から、第1講義、第2講義と進んでいく。第1講義ではキャリアの3軸、第2講義ではPPM、第3講義では、自己資源の棚卸という話があった。これらの講義から佐々木の傾向は、「臨床工学技士としての向上心はある」「家族を大切にしたい」「後輩からは慕われており、それは面倒見がよく教育熱心だから」ということが分かった。

「それでは、今までは、自己分析ワークが中心でしたが、少し"フク業"について考えてみましょう。皆さんのなかでフク業に興味のあ

る方はおられますか？」

　野口が会場に投げかけると3分の1くらいの人が手を挙げた。意外に多いものだと佐々木は少し驚いた。そして、野口は、フク業には4つの分類があり、個人の能力（ケイパビリティ）を上げ、「幅業」（第4章　解説参照）か「複業」をするべきだと説明した。加えて、能力を高めるためには、どんどん外の世界へ飛び出していろんなことを吸収し、自分の本業に生かすことが必要だと野口は解説した。

　「では、皆さんの持っているスキルや資源は、自分の組織でのみ通用する"ローカルスキル"か、どのような組織でも通用する"ポータブルスキル"でしょうか考えてみましょう」

　佐々木の持っているスキルは、「MEとしての知識、技術（学会発表の実績多数）」「指導力」「面倒見の良さ」がある。これらすべてポータブルスキルなのかもしれないが、「MEとしての知識、技術」は、上には上がいるため他の病院で通用するかどうかは分からないし、他の業種や業界だと役に立たない。しかし、「指導力」や「面倒見の良さ」であれば、必要としているところもあるだろう。特に最近ではどこの病院も「教育」で苦労していると聞く。特に新人教育に関しては職種に関係なく、どの病院も大変手を焼いているだろう。これが幅業や複業になるかもしれないが、「越境学習」を取り入れ、異業界、異業種で人材教育がうまくいっているものを学んでも良さそうだ。臨床工学技士の学会でも少しずつ「管理・運営」の組織マネジメントに関する講演や発表も増えてきているから、自分も取り組んだことを学会で発表してみても良いかもしれない。

　「特にポータブルスキルのなかでどんな業界、業種にも使えるのが"マネジメント"です」

　野口の講義中のこの言葉に、佐々木の自信は確信に変わった。教育

133

Case 4

も組織マネジメントの一部だし、これを機に組織マネジメントの勉強もしてみてもよさそうだ。今までは、組織マネジメントは役職がついてから勉強するものだと思っていたが、よくよく考えてみれば、役職が就く前から学んでおいて損はない。むしろ、最初からある程度の知識があった方が最初の失敗が減るのではないだろうか。自分の職場では、上司が数人いるから直接自分が組織マネジメントはできないが、他の組織ではどうだろうか。そうだ、今、役員をさせてもらっている県の臨床工学技士会で新しい取り組みをさせてもらおう。プロジェクトチームを作って、もっと新人が学びやすいような研修を企画してもよいだろう。

　佐々木の頭のなかはやりたいことだらけで埋め尽くされる。よく考えてみれば、自分がいかに恵まれた環境で仕事をしていたのかが分かる。自分は、MEだから、部下だから、経験が少ないからと「遠慮」をしていたふりして、結局、何も取り組んでこなかった。役職がつかないなら、それなりの方法はあるだろう。しかし、問題は、それで給与が増えるかどうかだ。セミナーが終わったあと、自分の今のプランと給料の上げ方を聞いてみよう。

　「野口先生、今日は、ありがとうございました」
　「いえ、こちらこそ、ご参加いただき、ありがとうございました。いかがでしたか」
　「本当に、目からウロコ！って感じでした」
　そして、佐々木は、自分の今後のプランを話した。
　「なるほど。それは良いですね、教育だと他の業界や業種でもみんな困ってますからね。そこのスキルアップはかなりケイパビリティを高めるでしょうね。そう言えば、私の知り合いも困っているマネ

ジャーはたくさんいますので、ぜひ、佐々木さん頑張ってください」

「ありがとうございます！」

そういわれると佐々木はますますやる気になった。

「でも、不安がありまして…」

「何が不安なのでしょうか」

「これをやることで、その…自分のメリットというか…処遇というか…」

野口は、佐々木が何が言いたいのかを察知した。

「お金ですね」

佐々木は、恥ずかしそうにうなずいた。

「佐々木さん、財務諸表の知識はありますか」

「いえ、まったく分からないです。その財務…諸表…っていうのも初めて聞きました」

「そうですよね。医療職の方は、財務諸表なんて見る機会はないですよね。ただ、自分でお金を稼ぐためには、財務諸表のうちでも損益計算書と貸借対照表くらいの知識は必要ですよ」

「そうなんですね。難しそうですね」

「まあ、慣れてしまえばそんなに難しいものじゃないのですが、重要なことは、これらは経済活動によって数値が動くということです」

「でも、それってどんなものなのでしょうか」

「簡単に言えば、損益計算書は、"お金"の出入り、貸借対照表は、"資産"を表します。どちらも重要ですが、キャリア・デザインでは、貸借対照表のような資産形成の考え方が重要です」

「資産…形成ですか」

「そうです。例えば、佐々木さんがこれからポータブルスキルで教育を始めるとしましょう。しかし、現在、佐々木さんの教育者として

135

Case 4

のスキルはいかがですか」

「そうですね。まだ、身内にやっている程度ですので、良いのかどうかは分かりません」

「そうですよね。つまり、フク業でお金をもらうためには、佐々木さんが提供するサービスが"商品"になっている必要がありますし、誰かがお金を出してまでも欲しい商品にならなければお金は入ってきませんよね」

「はい。今のところ本当にこれでお金が入るかどうか不安です」

「なので、短期的に損益計算書上のお金を考えるのではなく、長期的に貸借対照表上の資産を増やしていくのです。すぐにお金に変えられそうな"流動資産"という商品の在庫を増加させていくのです。物としての商品は在庫になり、売れ残りは、負債になる可能性はありますが、教育であればその可能性はありません」

「つまり、最初は、お金ではなく、教育者としての資産、つまりスキルアップを目指せということですか」

「その通りです！すでに必要としている人はいます。あとは、佐々木さんが、堂々とお金をもらえるくらいまでスキルアップして資産を増やしてください」

「なるほど、何となくイメージがつきました」

佐々木は、早速、県の臨床工学技士会に掛け合い、新人向けの研修企画を行うことにした。今までは、基本的には昨年と同様の内容を行うのが慣例だったが、今一度、ゼロベースで考えてみることにした。しかし、1人で悩んで考えてみても一向に良いアイデアが沸いてこない。これは、自分の限界なのだろう感じた。そこで、調べてみると看護師の教育は、新人教育がしっかりとラダーになっているものもあ

り、これは役立つと思った。そこで、看護教育の本を数冊と研修会にも申し込みをした。看護師ではない自分が看護師の勉強をしていることに少し抵抗があったが、そんなことで立ち止まっているのももったいない。また、これらのお金は病院の経費ではなく、自腹だ。資産形成には投資と回収というのがあり、何事にもまずは投資が必要だと野口は言っていた。これくらいの投資なら今の自分でもできるし、何より、自分でお金を出せば「元を取りたい」という気持ちは強くなる。そして、佐々木は半年ほど教育の勉強をしながら、新たな新人教育の研修企画を練っていった。

　そして、半年後には、今までただ前年度と同じような研修会が、がらりと様相を変えた。まずは、複数の研修会の内容に統一性がなかったので、「1人前のMEになるためにはどんな知識・技術が必要か」というコンピテンシーを書き出し、それをグルーピングした。もちろん、院内研修でもやる内容はあるが、どうしても教えるのに時間がかかりそうなものを優先的に採用した。さらに、土日の日中だけではなく、毎月1回、平日の夜に2時間ほどナイトセミナーを開くようにした。しかし、ナイトセミナーは予算的に追加が厳しいということで、佐々木が個人的に行うこととし、セミナー告知だけを臨床工学技士会で行うことにした。

　土日で行う大きな研修会は、テーマが新しくなった分、参加者が昨年よりも1割増加した。この研修会は県の臨床工学技士会で運営されているため、外部講師が中心で開催された。しかし、ナイトセミナーは、佐々木の思うように運営できたので、毎回のテーマや講義形式を色々と試しながら開催した。すると徐々に参加者が増え始め、最初は

10 名規模だったのが、半年を過ぎると 20 名、10 か月を過ぎるころには 30 名規模になっていった。もちろん、参加費が無料というのもあるが、土日の研修会のように固いものではなく、参加者と雑談も交えながら楽しくやってきたのが新人には良かったようだ。また、セミナー時間だけではなく、メールでやり取りしたり、飲み会も開催された。そして、いつの間にかこのナイトセミナーは通称「佐々木塾」と呼ばれるようになった。佐々木塾の噂が徐々に広がり、参加だけではなく、運営の手伝いをしたいという人も現れてきた。特にベテランのME が進んで講師を買って出てくれたり、自分と同年代の ME もアシスタントで手伝いに来てくれるようになった。

「佐々木さん、そろそろオンラインで配信してみませんか」

そう言いだしたのは、第 1 回目から参加している大前義明だ。大前は、5 年目の ME で新人ではないが、小規模な透析専門病院で働いており、学びの機会を探していたようだ。大前の趣味は、「機械いじり」でオンライン配信できる機材を一式持っているらしい。それらを使った佐々木塾をオンライン配信しようというのだ。

「おもしろそうだね。手伝ってくれる？」

「もちろん、いいですよ。あと、佐々木さんって講師料はどうしているんですか。参加費って無料じゃないですか。どこからお金が出てるのかなって」

「お金はもらってないよ。これはこれで俺の勉強だから」

「でも、申し訳ないですよね。オンラインをきっかけに実費分だけでも会費を集めたらどうでしょうか」

「そうだね。これ以上、病院にも甘えられないからね。じゃあ、ワンコインの 500 円でいこう」

２年目からは、毎回会費を 500 円徴収するようにした。参加者が減るのではないかと考えたが、すでに佐々木と参加者の間には信頼関係が成り立っており、不服を申し立てる参加者はいなかった。逆に、さらに新人が増加したため、毎回 30 名ほどの規模は変わらなかった。さらに大前の発案で始まったオンラインも最初は 5 人、10 人程度だったが、徐々に増加している。しかし、まだ、佐々木は、講師料を取るには至っていなかった。病院には、会場を無料で貸してもらっている上で、「副業を認めて欲しい」とは言いだせなかった。また、自分は本業をおろそかにしているつもりはないが、同じ部署のなかには「あいつは、自分の仕事をサボって塾の方に力を入れている」だとか「あいつがサボるから俺が忙しくなる」と妬まれ口を叩く者もいて、これ以上、目立ったことはできそうにもない。

　どうしようかと考えている時に、臨床工学技士の養成校の教員にならないかというオファーがあった。給与は、今とさほど変わらないが、土日祝は基本的に休み。さらに、学外での講師業は認められるとのことで、副収入も期待できる。何より、養成校の学生や卒業生が佐々木塾に通ったりオンライン受講したりしておりその養成校では、ちょっとした有名人らしい。また、教員のなかにも授業のやり方や資料の作り方など参考にしている人もいるとのことだった。すぐに給与が大きく上がるわけではないが、今後の自分のキャリア・デザインを考えると、一度、教員をやってみるのもいいかもしれない。
　「なあ、俺、教員やってみようかと思ってるんだ」
　「え、どういうこと」
　「実は、今、あそこの養成校から誘われててさ」
　「良いじゃない」

いつも転職の話には否定的な妻が、いきなり"良いじゃない"とは思わなかった。しかし、まだ、条件も何も伝えていない。

「条件とか聞かないの？」

「たぶん、良い条件なんでしょ。それに、信二は1年間ずっと地道に佐々木塾をやってきたじゃない」

「まあ、お金にはならなかったけどね」

「そう。お金じゃなく、人のために一生懸命できるって、天職じゃない」

「天職かー」

「そうよ。今度はお金をもらって教育できるんでしょ。最高じゃない。それに、養成校って土日休みなんでしょ。私としてもそっちの方が助かるわ」

妻の機嫌の良い声に子ども達も集まる。

「えーパパ、学校の先生になるのーすごーい」

「ささき先生って呼ばれるのー」

和やかな雰囲気の中、家族会議は終了し、佐々木の転職が決まった。

3年後、養成校の業務にも一通り慣れてきた。学生の指導はそれなりに力がいるが、臨床現場に比べると自由裁量でできる仕事が多く、佐々木には合っていたようだ。また、佐々木塾は、徐々に発展し、「臨床コース」「研究コース」の2コースを毎月開催し、年会費1万円をとっている。最近では、オンライン参加が増加し、会員数は100名いる。お金を取る後ろめたさが最初はあったが、以前のセミナーで野口が「佐々木さんが、堂々とお金をもらえるくらいまでスキルアップして資産を増やしてください」と言われ、経費や一般的な講師料を考

えると1万円くらいはいただいても良いかと思った。年会費1万円を発表した時は、「高い」という意見もいくらかあったが「今まで安すぎて申し訳なかった」「もっと高くても良いのでは」という肯定的な意見の方が多かった。

さらに、ある学会から講演依頼が来た。先方からは「非常に小さな学会なので、そんなに人は集まらなくて申し訳ありません」とあらかじめ謝罪付きの依頼だった。佐々木は、せっかくのご縁でお誘いいただいたので、喜んでお受けさせていただきますと返事をし、佐々木塾のなかでも参加者に「お時間がある方は来てくださいね」と広報しておいた。

学会当日、佐々木が会場に到着すると、会場担当者が慌てて佐々木に近寄ってきた。

「佐々木先生！ありがとうございます。こんなこと初めてです。見てください」

佐々木の講演会場を指さすと、会場に入りきれないほどの人が集まっていた。通常は各会場、多くて100名くらいらしいが、300名は超えている。

「あっ、佐々木先生」

佐々木塾の受講生がこちらに向かって手を振っている。また、別の場所にも受講生がいて、手を振っている。そのうち、会場全体がざわざわし始め、気付けば、拍手が起こっていた。なんともいえない恥ずかしさから、佐々木の顔は真っ赤になり、とりあえず頭を下げて恐縮するしかなかった。そして、司会者の紹介で佐々木が登壇するとさらに会場のボルテージが上がって、ひときわ拍手が大きくなる。佐々木は登壇し、参加者に向かって一礼をする。会場は、一転して静まり返

り、第一声を待っている。

「皆さん、今日は、ありがとうございます。こんなにたくさんの方に来ていただけると思っていないかったので、大変、恐縮です。あのー今日の講演テーマとは関係ないのですが、少しだけ、お時間をください。」

そう言うと、一度、天井を見上げて、一度深呼吸をした。

「5年前、私は病院で働くMEでした。自分なりにいろいろと考えて努力していましたが、周りから見れば、他の人と変わらないMEのなかの1人だったと思います。しかし、自分自身のキャリアを真剣に考えるようになって、私の人生が変わり始めました。こんな私でももっと人の役に立てることはないかと考えたとき、教育というワードが浮かびました。ただ、その時は、時々、自分の後輩に指導するくらいで、今の姿は想像できませんでした」

そして、少し間を取り、会場を見渡す。

「私を変えてくれたのは、佐々木塾というプライベートな研修会です。最初は、10名くらいから始めました。その時、私に教える資格があるかどうか分かりませんでしたが、徐々に参加者が増え、大前君のアイデアでオンライン配信が始まり、そして、転職して教員になってからも多くの方のご協力のもと佐々木塾が運営されております。本日、ご参加の皆さんのなかにもたくさん佐々木塾の受講生がいると思います。本当にありがとうございます」

そういうと、佐々木は頭を下げた。会場からは温かい拍手が起こる。

「自分のキャリア・デザインを考えるとき、投資をする時期と回収をする時期があります。私も最初は講師料をもらわずボランティアでやっていました。それは、自分自身、最初は投資が必要だと思ったか

らです。投資はお金だけじゃありません。時間や労力も投資です。結局、投資期間は5年近くかかりました。でも、私は、やって良かったと思います。確かに、5年前よりは収入が増えたのもありますが、一番は、皆さんと繋がれたことです。お金以上のものを回収できた私は幸せ者です。ありがとうございます」

　そう言うと、もう一度、頭を下げた。会場は、さらに温かい拍手に包まれた。最初の方から佐々木塾に参加している受講生のなかには涙を流しながら拍手をしている人もいる。拍手を浴びながら佐々木は思い出した。5年前、病院の食堂で副業解禁のニュースを見ながら「こんなものは、一部の才能のある人の話で俺らMEのような特殊な仕事じゃできない」と言った。でも、それは間違いだ。「一部の才能のある人の話」ではなく「きちんと自分のキャリアに向き合った人の話」なんだ。そうだ、今後は、このことも若いMEに伝えていこう。誰にでも可能性はあるということを。

第4章

キャリア戦略

New Career Design

第４章　キャリア戦略

4-1 知っておきたい「キャリア実践戦略」の基礎

　前章では自らのキャリアデザインを構築する上で大前提となる「自分の理解」や「仕事・マーケット理解」について述べてきた。本章では、そうした前提の下、自分が思い描くキャリアをどのように歩むべきかといった具体的な『キャリア実践戦略』について述べていきたい。医療・介護職の中でキャリア戦略を持っている人は私が知る限りほとんどいない。マーケット動向の移り変わり、自らの市場価値が重宝されるかどうかを理解しないまま、なんとなく仕事をしている人は多い。さらに、たとえ理解をしていたとしても、その上で戦略を立てて実行している人は一層少数になる。ただし、自分が望むキャリア形成を達成する上でその確率を高めるには戦略が必要だと強く思う。また、戦略を作るためのスキームも必要になってくる。

　私は、キャリアにおける戦略を「一貫性がある最適な選択」と定義づけている。

　つまり「計画」ではなく「選択」である。これは、経営における競争戦略のような意味合いや、元々の由来である戦争に用いるための定義とはニュアンスが多少異なるかもしれないが、自らの能力や価値観に従い、マーケット動向を把握し、何より自身が希望をするキャリア形成をしていく上で「一貫性がある」「最適な選択」というキャリアでの実践戦略は重要となる。さらに、戦略とは「確証のない未来思考」ともいえる。そのため医療・介護職にはなじみ深い「仮説と検証のプロセスの繰り返し」でもあるのだ。

146

4-1 知っておきたい「キャリア実践戦略」の基礎

一方、医療・介護職は日々の多忙さから業務に追われ「近視眼的視点」でしか仕事を考えていない場合が多くある。例えば、医師や理学療法士などの手技で考えると、現時点ではニーズの高い手技でも、自己研鑽を怠ると新しい手技の時代に移っており、自らの技術が時代遅れになってしまうというリスクは用意に想像できる。「目の前のこと」に向き合い続けるだけでなく、大局的、俯瞰的な未来思考でキャリア戦略を考える必要がある。

4-1-1 キャリア実践戦略を確かなものにする思考

説明が前後するが、第3章で以下のプロセス（①、②を重点的に）を説明したが、実はこれこそが「キャリア戦略」であることにお気付きだろうか。

① 自己理解：自分の能力・価値観が主観的にも客観的にも理解できる
② 仕事理解：仕事内容はもちろん業界のマーケット動向や成長性などを把握する
③ 啓発的経験：仕事に付随した様々な経験値を上げる
④ キャリア選択における意思決定：①で培った価値観から導く判断軸で選択する
⑤ 方策の実行：選択した仕事に対してのキャリア戦略を練り実行する
⑥ 仕事への適応：PDCA サイクルを回しながら仕事への適応を図る

「自己理解」と「仕事・マーケット理解」の結果を踏まえて、キャリア人生における目標設定をし、短期的アクションプラン、長期的アクションプランに落とし込み、実行する（PDCA サイクルを回す）というプロセスとなる。

例えば、新人の理学療法士が、長期的には一般のヘルスケア企業に入り世界的に活躍したいというビジョンを持っていたと仮定すると、既存のロールモデルに従えば「とりあえず病院で3年間勤務する」というステレオタイプの思考になることが多いだろう。このように、いきなり一般企業

147

第4章　キャリア戦略

に飛び込めるかというと、「自らの希少性」を考えた場合、臨床経験を積んで現場感覚を身につけておくことは、企業入社後に付加価値となり得る可能性もあるため迷うところであろう。よってこのキャリア実践戦略の上で重要なのが、①自分理解と②仕事・マーケット理解となる。

　自分の能力に自信がなく付加価値をつけた後に転職をしたいと考え、マーケットがまだまだ成熟していない（これから成長をする）と判断をすれば、一旦病院に勤務するのも最適な選択だ。一方で、同じような自己理解でマーケットが成長真っただ中にあるのならば、思い切って入社することも1つの手である。いずれにしても、絶対の正解がないのがキャリア選択である。その時、その時の状況を鑑み、最適と思う選択をするための軸を養っておく必要がある。ただし、将来的に世界で活躍したいのであれば、英語力は備えておく必要があるのは事実であり、どのような選択をとるにせよ「コツコツ勉強をする」という計画は実行し続ける必要がある。

　このように、将来ビジョン、長期的プランの達成を前提にして、現在まで遡ってみて、今やるべきこと、その次にやるべきことをはっきりさせ、さらに、短期的な目標に基づく計画を立てて実行する。その目標が達成されたら、再び次の短期的な目標を設定し、その目標に向けての計画を立案、実行する、というように PDCA サイクルを回しながら少しずつ最終的なゴールに近づいていく。これが「キャリア戦略」といえる。この思考を身につけることがキャリア実践戦略を確かなものにする第一歩となる。

4-1-2　これからキャリア実践戦略を立てる上でおススメする『3つ』のスキル

①　複業スキル（個人、組織、国のそれぞれの立場から）

　1つ目は複業スキルだ。私自身も実践しているが、政府も推進しはじめ

4-1 知っておきたい「キャリア実践戦略」の基礎

たこともあり、昨今注目を浴びている働き方であることは周知の通りだろう。ここでは、勘違いされがちな用語の整理をしながら、個人、組織、そして国や業界のメリットを中心におススメしたい理由を述べる。

■個人：「収入増」だけでなく「キャリアにおける未来への投資」となる

これまでも述べてきたように医療・介護職は、社会保障費のプラットフォームに依存する報酬体系であるため、収入減はあっても収入増を望むことは難しいと容易に想像ができる。また、1つの組織に属する場合は「法人規定の給与」が設定されており、収入を上げる手段としては「残業」か、競争の中で出世して「手当等」で収入を上げることしかなく、すべての人が適応になることではない。こうした中、医師や看護師も休日夜勤でバイトに入る人や理学療法士や作業療法士も休日に訪問リハビリなどを「マンパワー」として働く人は数多くいる。もちろん就業規則との兼ね合いや勤務日数が増えるデメリットはあるが、毎月数万円程度を得られるため、「増えにくい収入」の補填としてこうした副業的働き方を選択する人

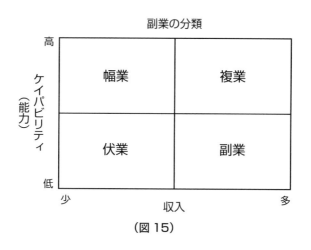

(図15)

第4章　キャリア戦略

は多い。しかし、これから必要な働き方というのは、収入だけでなく、経験値を高める場として「複業」の活用は有益と考えている。

これらについては、早稲田大学の山田英夫著『マルチプル・ワーカー「複業」の時代：働き方の新たな選択肢』（三笠書房）の中で示された下図を用いると説明が容易にできる。昨今、サッカー日本代表本田圭佑氏のカンボジア代表の実質的な監督就任とともに「複業」が大きく取り沙汰されたが、こうした一流スポーツ選手が複業に取り組む姿勢は今後の世の中の流れを示す上で大きいと考える。

ただ、こうした用語の違い、可能性についてはまだまだ知られていないため、以下に用語の分類などを整理する。

【「フクギョウ」の分類】
　単に「フクギョウ」といっても広く知られる「副業」だけでなく、最近では4分類で語られることが増えてきている。
◆「伏業」：会社に隠れて（伏せて）行っている内職やアルバイト
◆「幅業」：社会的問題の解決に目覚めたプロボノやボランティア。すなわち仕事で培った専門性を社会のために生かす活動・仕事
◆「副業」：単価は高くないが経済的事情から収入補完のために継続して行われている仕事
◆「複業」：起業や共同経営などに代表され、本業会社以外に1つ以上の事業を立ち上げたり参画すること

ここで大事なのが個人の能力（ケイパビリティ）だ。病院・企業側にとっても、実践者にとっても重要なのが「ケイパビリティが高まるかそうでないか」といえる。複業を行うことは、自らの専門性スキル向上、参画する場を選択するリサーチ、綿密な行動計画やタイムマネジメントが必要であり、それらは専門職として働くだけでは身につかないスキルと言える。

このような観点から考えれば、図でいう「複業、幅業」を推奨していく

4-1　知っておきたい「キャリア実践戦略」の基礎

ことが個人だけでなく、人材育成やより優秀な人材を確保するという面に
おいて、病院・企業側としても有益と考える。今回の本田圭祐氏のカンボ
ジア代表監督は「無給」だと言われており、ここで言う「幅業」の位置づ
けとなる。いわゆるボランティアベースで自らのキャリアとして幅を広げ
るための選択肢ということだろう。こうした中長期的なキャリアの選択肢
を広げる「投資」の意味でもケイパビリティを高める「複業」あるいは
「幅業」は早い段階で実践しておくべきと考える。

■組織：「越境学習による還元」と「優秀な人材雇用」

　「越境学習」とは、おおまかに言えば「所属する組織の枠を自発的に越
えて、自らの職場以外に学びの場を求めること」を意味する。その効果と
して、同業種内の越境学習では同じ物事に対する考え方や実践の方法の違
いを経験することができ、異業種への場合は多様なバックグラウンドの人
材が集まり、異なるものの見方・考え方を既成概念に囚われずにぶつけ合
うことができる。こうした経験が所属先で知らず知らずのうちに染み付い
ていた固定観念から脱却するきっかけにもなり、所属先の課題解決の糸口
になる可能性もある。

　医療・介護職は「専門性」というフィルターを通して物事を捉えること
が多いため、悪く言えば「専門性に固執する」「視野が狭くなる」という
「井の中の蛙大海を知らず」の状態になる傾向にある。よって、何か職場
で問題があった場合に「それぞれの専門的見地からの主張」を繰り返し、
議論が平行線のままに留まることは私自身も数多く経験している。そのた
め、抽象的・概念的思考力やメタ認知力を高め、結果的に課題解決能力を
高めるためにも越境学習を目的とした複業は必要と考える。

　また、現状は多くの病院・企業が複業を認めていないが、将来的には、
複業を認めない企業は、採用面で影響が出てくることが考えられる。ただ

第4章　キャリア戦略

でさえ優秀な人材の獲得は今後ますます厳しくなることが予想される中、上のポストが詰まり、旧態依然としたキャリアパスしかない病院・企業には優秀な人材は集まらず、流出も益々激しさを増していく。逆に人材不足に嘆いている病院・企業は複業解禁を「インセンティブ」と捉えて導入する手も大ありだと考える。

■業界・国：労働力不足を補う策になり得る

　医療介護業界で考えると「労働力不足」を補う手立てとして、複業的思考は有効と考える。昨今、配車サービスのUBERなどのシェアリングエコノミーの流れが都市部で根付きつつあるが、例えば、潜在看護師や介護士を仕事復帰してもらうための術としてシェアリングの概念は有用と思われる。最近では、潜在看護師に限らず、理学療法士などリハビリ職が時短や短期間で働けるマッチングアプリもいくつかでてきており今後に期待が持てる。

　一方、地方の場合においてはそもそも絶対数が少なくなってきているため、シェアリングの概念をアプリなどではなく「法整備」から変えていくべきと考える。分かりやすい例を挙げれば、地方の中で従業者が多い市民病院や町民病院で働く医療・介護職は地方公務員であるため基本的には「複業」は禁止だ。しかしながら、地方の特に過疎地域などでは輪をかけて従業者が少ないため、1人にかかる負担が多い。そのため、地方公務員法の規制を緩和し、市民病院などから兼業（複業）の応援ができる仕組みができれば、大きく改善できる側面もあると思われる。そういう意味で、労働力不足を補うために複業は必要だ。

② 　ポータブルスキル（特に35歳以上のミドル層はマストなスキル）

　2つ目におススメのスキルはポータブルスキル。特に、病院や介護事業

4-1 知っておきたい「キャリア実践戦略」の基礎

所など既存のフレームワークで働く覚悟がある人は、マーケット自体が成熟期〜衰退期に入る中で自らがミドル層になる中長期的キャリアで身につけておきたいスキルである。35〜55歳のミドル層人材になると、社内人脈などの「組織依存型スキル」や自らの業界における専門的なスキルなどの「業界特化型スキル」はある程度身についている前提として、次のキャリアステージを迎えることになる。

　例えば、少々ネガティブな情報にはなるが、Fatih Guvenen 氏らの研究では「キャリアの最初の 10 年で、生涯の収入がある程度決まってしまう」ことが分かっている。この研究が示すのは、誰でも給料が上がるのは 35歳くらいまでであり、45 歳くらいまでにほぼすべての人の昇給が止まり、45 歳を超えると給料が下がる人のほうが圧倒的に多くなるという事実だ。医療・介護業界ではないが、最近では富士通や三菱 UFJ フィナンシャル

〈補足 1：汎用可能（ポータブル）スキルとは〉

◆組織依存型スキル

　所属している組織で通用するスキル

　→組織内政治（人脈）、組織内ルール

◆業界特化型スキル

　自分たちの業界で通用するスキル

　→理学療法の従手テクニック、作業療法の
　　理論など

◆汎用可能（ポータブル）スキル

　どの組織・業種に言っても通用するスキル

　→マネジメント・リーダーシップ・Web
　　スキルなど

ポータブルスキルとは？

■組織を超えて（越境＊後述）成果を
　出すスキル

◆自分の得意なものや人に貢献できるこ
　とを分類・整理する

◆異なる世界で物事を抽象化して自分の
　経験と照らし合わせる

◆異業種との新しいコラボで仮説を設定
　して新しい価値を作り出すために活動
　する

出所：三好貴之編著『医療機関・介護施設のリハビリ管理者のための実践テキスト』　ロギカ書房

第4章 キャリア戦略

グループなどが相次いで「45歳以上人材の希望退職」を募っている。医療・介護職はこの事実を決して対岸の火事と捉えず、自分事として考え、個人として生き残るキャリア戦略を考える必要がある。

そうした35歳以降に身につけておくべきスキルがこのポータブルスキルになる。実は、厚生労働省が最近、ミドル層人材（35～55歳）の有効活用と人材市場の活性化への期待としてこのポータブルスキルに注目している。ポータブルスキルとは「どこへ行ってもどんな職種でも通用するスキル」のことで、「専門知識・専門技術」のほか、「仕事のしかた」「人との関わりかた」も含まれている。医療や介護の専門家だから、専門だけやっていれば良いということではなく、マーケット動向や組織役割、年齢に応じて柔軟にスキルを身につけていくことが必要になる。

③ マネジメントスキル（若く活躍したい層にもおススメ）

3つ目におススメするスキルはマネジメントスキル。②のポータブルスキルに関係するスキルでもある。中でも私が理解を深めるためにおススメのロバート・カッツが提唱している「カッツ・モデル」を用いて説明す

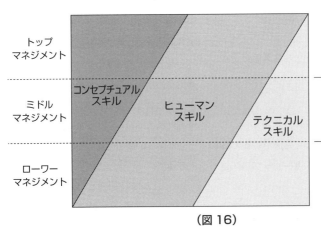

（図16）

4−1　知っておきたい「キャリア実践戦略」の基礎

◆テクニカルスキル：

業務遂行能力。担当する業務を遂行する上で、必要な知識や技術のことである。

◆ヒューマンスキル：

対人関係能力。仕事上の人間関係を構築する技術で、人を観察・分析し、望ましい働きかけを選択・実行する技術のことである。

◆コンセプチュアルスキル：

概念化能力。仕事を取り巻く状況を構造的、概念的に捉え、取り組むべき課題の本質を見極める技術のことである。

る。

　この図によれば、ヒューマンスキルはどのようなポジションでも共通して求められる。ローワー層は主にテクニカルスキルが求められるが、職責が上がるにつれてコンセプチュアルスキルの求められる割合が増える。テクニカルスキルを持っている"だけ"では、徐々に通用しなくなってくる。ここまで読み進めてきて勘のいい読者の方はなんとなくその理由がわかるかもしれない。

　病棟管理者というポジションを例に考えてみる。病棟管理者は病棟を牽引する人であり、単なる専門家のエキスパートではない。病棟管理者になり、病棟の中で多くの人たちに影響を与え、病棟の業務遂行レベルを上げていく必要がある。自らの成果だけでなく、管理者としてマネジメントしたスタッフたちによる成果の総和が、病棟管理者の評価になる。つまり「スタッフに動いてもらう」ことが必要になる。こうした「他者に動いてもらう」際に必要なスキルがヒューマンスキルであり、コンセプチュアルスキルだといえる。このスキルも特にミドル層までに身につけておいて損はないだろう。

155

第4章　キャリア戦略

4-1-3　これからキャリア戦略を立てる上で押さえたい３つの働き方

　前項では、主にスキルについて述べてきたが、本項では私自身がこれまで約10年間作業療法士としてキャリア形成する中で意識している「働き方」について紹介する。これまで意識的にこうした見方をしてこなかっただけで、実は同じようにキャリア形成をしてきた医療・介護職は多いかもしれない。私は、医療・介護職のキャリア形成において、以下の**図17**に示す３つのセクターが重要と考えている。

　例えば、多くの医療・介護職は医療・介護機関に就業をしているが、それが「半公的な仕事」と位置づけている。この中だけでキャリア形成を考えることもできるが、これに加えて、「公的な仕事」「私的な仕事」を加えるべきと考えている。まず、「公的な仕事」については、多くの医療・介護職は学会や研修会に参加し、運営などを経験した方は多いかもしれない。また、各自治体が取り組んでいる健康予防教室などへ出向きボランティアで仕事をすることは割とポピュラーであると認識している。つまり「公的な仕事」は医療・介護職にとっては馴染みのあるセクターだと言える。ここで意識したいのが、自治体や協会関係者との繋がりを強化することだ。繋がりを強化することにより、自分だけでは到底、会えないような人に会うことができるようになったり、様々な案件を振ってもらうことができるなど、かけがえのない経験値が得られるようになる。もちろんそれだけを目的してはいけないが、そうした経験を「半公的な仕事」である所属先や、「私的な仕事」にも生かせるようになる。こうした「繋ぎ」「循環」「統合化」が各セクター同士でできることで、シナジーが生じ、希少性の高い人材になり得る。

156

4-1　知っておきたい「キャリア実践戦略」の基礎

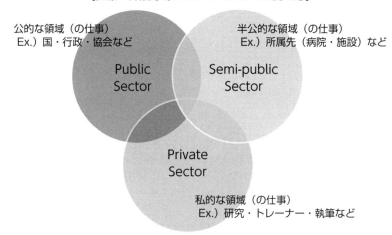

(図17)

　次に「私的な仕事」だが、こちらに関してはまだまだごく少数の人しか実践していない認識である。言い換えれば、こちらを実践することができれば、同業者の中で抜きんでる存在になれる可能性が高まる。多くの人が実践できない背景の1つとしては、**4-1-2**で述べた「副業禁止（ここでは国の文言に合わせ"副"としている）」という就業規則に抵触するから

第4章　キャリア戦略

とも推測できるが、お金という報酬だけをもらう仕事だけが「私的な領域での仕事」ではない。学生に対してトレーナーとしてボランティア活動をすることや業務時間外で自ら取り組む研究に勤しむこともここに含まれる。こうした実践を一時点でとらえることなく、「どうしたら自らの職場に還元できるか」と考え実践することが求められてくる。

　いずれにせよ、1つのセクターに留まらず、偏らず、バランスよく活動しながら循環、繋ぎ、統合化を図ることが重要であり、そのプロセスを加速させることでスピード感を持って経験値を積むことができるとも考えられる。

4-1-4　これからのキャリア戦略を大予想
　　　　－2020 年以降の医療・介護職キャリアモデル－

　本章ではこれからのキャリア戦略を歩む上で身に付けたいスキル、働き方を中心に述べてきたが、この貢では少し趣向を変えて「2020 年以降のキャリアモデル」を予想してみる。こうした半ば"遊び"のような発想、ブレインストーミングが今の時代求められていると考えている。第2章でも触れたが、J.D グランホルツは、彼が提唱する「計画的偶発性理論」の中で、キャリアの8割は偶然でできていると唱えているのだが、あくまで私の感覚としてもその割合に近い印象を持っている。こうしたことから、未来を予想する意味がないと考える人もいるが、「不透明な未来」だからこそ、「未来思考」で「個人としての価値を高め」、「短期ではなく長期的な視点で成果を求める」べきだと考えている。それが後述する「ファイナンス思考」ともいえる。このような前提で、本項では歴代日本のスターサッカー選手をたとえに予想をしていきたいと思う。

　まず、私と同級生 1986 年生まれの本田圭祐氏は、「複業」を体現してい

4-1　知っておきたい「キャリア実践戦略」の基礎

	1990 年〜	2000 年〜	2010 年〜	2020 年〜
代表する選手	三浦知良	中田英寿	本田圭祐	?
理由	52 歳で現役	異業種で活躍	社長・投資家・監督を兼務	?
労働観	1 つのことを長く続ける	1 つのことをスパッと辞める	1 つのことをしながら兼務	?
働き方	1 社終身雇用	転職いとわない	副・兼業解禁	?
医療職の働き方	専門性を極める医療保険全盛（医療モデルが主体）	専門の幅を広げる介護保険開始（生活モデルへ移行）	異業種から取り入れる地域包括ケア推進（生活モデル全盛）	?

（スターサッカー選手に見るキャリアの変遷）
（図 18）

る。海外のクラブでプレーするサッカー選手でありながら、カンボジア代表の実質的監督をつとめ、さらには、ベンチャー企業へ出資する投資家でもある。兼業・副業が流行する現代を象徴する人物ともいえる。**ワーク・アズ・ライフの世界観を持つ働き方世代**ともいえる。医療・介護職の働き方としては、地域包括ケアが推進された世代であり、生活モデルが徐々に定着してきた世代でもある。またテクノロジーの進化とともに医療×ITが推進され、医師や看護師、療法士のベンチャー起業家が増えたのもこの世代だと言える。

　次に、およそ 10 歳年上のスター選手、中田英寿氏はどうか。日本代表の中心選手だった 29 歳のときの引退宣言が驚きをもって受け取られたのは記憶に新しい。その後自身の人生を見つめ直す旅人になり、日本の文化を世界に広めるため、日本酒の会社を運営している。現在の 40 代前後世代に見られるような、転職が当たり前になったキャリア・チェンジ時代を

第4章 キャリア戦略

象徴しているともいえる。**ワーク・ライフ・バランスを重視する働き方世代**といえる。医療・介護職の働き方としては、介護保険が開始した時期であり、医療モデルから生活モデルへの転換が図られた時期でもある。この世代は医療だけでなく介護分野に医療職が入りはじめたタイミングでもあり専門性の活用する幅の広がりをみせた時期ともいえる。

さらに、10歳年上には「カズ」こと三浦知良氏がいる。50歳を過ぎても現役を続けるカズは選手として尊敬され続けている。1960〜1970年代生まれはバブルからバブル崩壊を体験する世代であり、その上の世代の終身雇用を見てキャリアを築いている。ある種、家庭を顧みない**ワーカホリック的な働き方をしていた世代**ともいえる。医療・介護職の働き方としては、医療（介護）保険、医療（介護）モデルが全盛であり、各専門職が各々の専門性を極めることが主流であった時期と言い表すことができる。

こうした3世代を独断で解説したが、皆さんはどの世代に当てはまるだろうか。こうして整理してみると"それっぽく"見えるのもまた興味深い。こうした時代背景を多少なりとも理解し、お互いの価値観を知っておくことが、ジェネレーションギャップを埋めることに繋がる。マネジャーは部下を、若手は管理職世代に対して良好な関係性を構築できる一助となる可能性がある。

さて、本題として挙げた「2020年以降の大予想」であるが、サッカー選手だと誰になるだろうか。皆さんも是非予想して欲しいのだが、私は「久保建英選手」を2020年以降の代表的選手と予想している。理由としては「小学生の頃から海外の名門クラブ（バルセロナ）でプレー」しており、労働観としては「海外でのキャリア形成が当たり前」であるという点。一般的な働き方としては、現在海外のグローバル企業で主流の「成果主義で個人がプロジェクトベース（あるい短期契約）で仕事をこなす」ようになると予想している。医療・介護職の働き方としては、「専門職の

4-1 知っておきたい「キャリア実践戦略」の基礎

一般企業（異業種）への就職が当たり前」となり「在宅医療・保険外サービスが主体」になると予想している。言うなれば、**ボーダレス世代**といえる。この予想が当たるかどうかは分からないが、こうした未来思考で仮説を立て、それに向けて検証していく過程が重要であることは疑いの余地がない。

第4章 キャリア戦略

4-2 ポスト平成の医療・介護人材に求められる キャリア実践戦略思考

4-1 ではキャリア戦略に必要となるスキルや働き方の提案を私の経験を元にして、2020 年以降の医療・介護職の働き方を大予想してきた。4-2 ではそれらを踏まえ、今後キャリアを歩む中で "常識的な考え" になるであろう「ファイナンス思考」「掛け合わせ思考」「H 型人材」というキーワードを予測的・希望的観測を含め述べていく。医療・介護職だから馴染みのない言葉を避けるのではなく、是非学び、実践し、希少性のある人材になってほしいと思う。

4-2-1 PL 型キャリア思考の脱却からファイナンス型 キャリア思考への転換

ここでいう「PL」とは財務 3 表の 1 つで、損益計算書（Profit and Loss Statement）のことを指す。売上高が一番上に記載され、そこから費用を引いたり売上高以外の収益を足したりして、営業利益、経常利益、当期純利益などが記載されている。ここで言いたいのはもちろんこれら会計の話ではない。元ミクシィ代表取締役社長の朝倉祐介著『ファイナンス思考』（ダイヤモンド社）では、現在の日本企業の多くは「目先の売上至上主義」「コスト削減第一主義」の PL 型経営に陥っており、中長期的で未来型投資ができていないと説明する。氏が思考の転換を図る上で勧めているのが、ファイナンス思考であり、簡単に説明をすると目先の売上を追わず、未来思考、長期的目線で企業価値を高め、結果として相対的な売上を増や

162

4-2 ポスト平成の医療・介護人材に求められるキャリア実践戦略思考

せばいいという考え方である。この思考は今後の医療・介護職がキャリア戦略を立てる上で非常に有益になると考えたため、以下述べていく。

■PL型キャリア思考
「収入」という指標を目先で最大化することを目的視する思考（目先の数字を追いかける：近眼視的思考）
■ファイナンス型キャリア思考
自らのキャリア人材としての個人価値を最大化した結果として「収入」を得る思考（長期的なキャリアの総量を考える：大局的思考）

　例えば、ここではすべての人に共通する「収入」について考えてみる。PL型思考の場合は、「収入」が入った場合に生活費などの諸費用を差し引いたら手元にキャッシュがどれだけ残るか、どれだけを貯蓄するのか、どのコストを削れるかを真っ先に考える。収入を増やす点においては、休日や空いている時間を使ってバイトをして収入を増やす。あるいは年功序列に従う役職手当を頼りに目の前のタスクをこつこつこなすような仕事イメージとなる。医師や看護師をはじめ一定数の医療・介護職はこうした近眼視的で目先の収入を得ているといえる。ただし、こうした思考は直感的で違和感がないため、多くの人が疑いの余地なくPL型思考のまま働いていることが多い（**図19上**）。

　一方、ファイナンス型思考の場合、眼の前のキャッシュだけでなく今ある技術やリソースが将来どれぐらいの価値を生むのか、あるいは個人価値を高めるために自己投資をする必要があるのか、などを考える。つまり、現時点では形もなく、収入が増えるか分からないものに対して仮説を立てて実証するという特徴がある。その点でPL型のような直感的ではなく戦略的・論理的であるといえる。ある種のステレオタイプ的な発想もなくなる。そのため、1つの「職種」にこだわることがなく、自己投資という観点から「業種」「業界」問わずに総体的・客観的に物事を判断することを

163

第4章 キャリア戦略

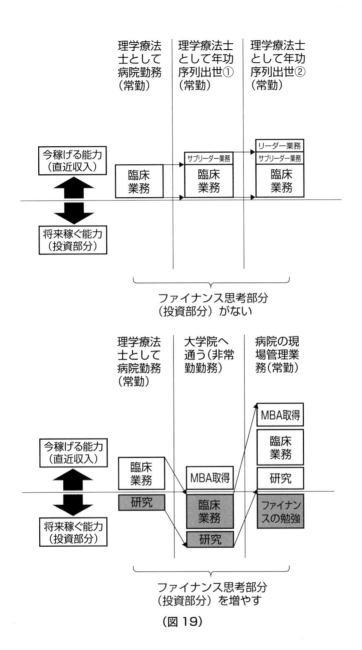

(図19)

4-2 ポスト平成の医療・介護人材に求められるキャリア実践戦略思考

厭わないイメージもある。図19下に示したモデルでは、「MBA（経営学修士）」を学び、結果として理学療法士という職種を超えて、「管理本部」の位置づけでの仕事を行っている。医療関係という業種は変わらないまでも、こうした職種に対しての固執はなくなる印象を持つ。またこの場合、医療・介護業界ではなくヘルスケア業界に転職をするという選択肢もでてくるかもしれない。いずれにせよ、水平線より下の「投資部分」に関して、どれだけ蓄えをつくっておけるのか、あるいはそれをいかにして発揮することができるのかを考え続けることで、職種の枠に囚われずに業種、業界を含めた大局的なキャリア選択ができると考える。

高度成長期・人口増加で経済も人口も右肩上がりが前提で支えられて運営できていた社会保障制度の仕組みは、将来進むべき方向性をある程度示すことができていた。そのため、しっかりと大型船に乗っていれば目的地に"勝手に"運んでいってくれるようなイメージがあった。しかし、周知

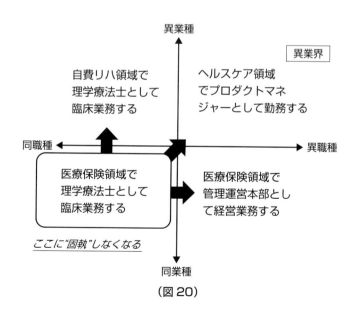

（図20）

第４章　キャリア戦略

の通り現代はそういったことは"絵空事"として捉えられるかもしれない。そのため、未来に対する自分たちの判断や構想が重要になるといえる。PL型思考で目先の収入（数字）を最大化するということは、未来の価値を犠牲にして、古いシステムを延命しているという言い方もできる。こうした実態を医療・介護職は把握し、その上でファイナンス型思考でのキャリア形成を構築していくことが好ましいと考える。現時点での具体的なことから発想するのではなく、どんな状態であれば自分は幸せかという未来の理想状態から発想する。こういったファイナンス的な発想が求められる。

4-2-2　掛け合わせキャリアという言葉の弊害 –"質"を考える –

　第２章で藤原和博氏についてのキャリアのレアカードについて述べられているが、この掛け合わせのキャリア戦略は今後マストになってくると予想している。一方で、この戦略の表面上をかい摘んで解釈をしてしまい「逆に錘になっている」人が散見される。

　例えば、理学療法士という資格にヨガやピラティスという資格を掛け合わせる。運動療法の一環として選択の幅が広がった印象を受けるが、キャリアの掛け合わせになっているだろうか。仮になっていたとしても、誰もが参入しやすく一気にコモディティ化してしまう可能性がある。この掛け合わせの何が課題なのか。私としては「資格」×「資格」の掛け合わせの限界があると考える。つまり、同じ業界、同じ分野で資格だけを掛け合わせてもシナジーが生じにくいということであり、もう少し言えば、掛け合わせではなく、ただの足し算になってしまっているともいえる。

　藤原氏は「営業」×「マネジメント」×「学校教育」で希少性の高いキャリア形成をしているというが、ここで注目して欲しいのが、決して資

格の掛け合わせではないということだ。ここを多くの医療・介護職で"なんちゃって掛け合わせキャリア"を形成している人で履き違えている人が多い。こうした掛け合わせをもう少し容易に様々な視点をもって実践できるよう私は「軸」で考えるようにしている。

■7つの軸で掛け合わせキャリアを構築する

では、掛け合わせの土壌をどう作っていくのかを考える。医療・介護職の大きなアドバンテージはなんといっても「国家資格」である。つまり、1つの軸足はもうすでに構築できる素地がある。この資格に対する組み合わせをより具体的に落とし込んでいくのに、以下のような変数を考えてはどうか。

＜7つの軸＞

① 地域軸：都道府県・市区町村、海外など

② 対象軸：高齢者・小児・障がい者など

③ 役割軸：教育する立場か、プレイヤーか

④ 時間軸：予防なのか、終末期か

⑤ フェーズ軸：医療なのか、介護なのか、地域なのかなど

⑥ 手段軸1：徒手療法なのか、運動療法なのか

⑦ 手段軸2：リアルなのか Web なのかなど

⑧ ニーズ軸：利用者さん（当然、軸①や②で細分化された利用者さん）が何を求めているのか

【例1】

医療系国家資格×①地域軸（海外）×③役割軸（教育者）

特に、介護領域においては、日本は先進国なのでタイムマシン事業をできる可能性がある。

【例2】

第4章　キャリア戦略

リハビリ国家資格×④時間軸（終末期）×②対象軸（高齢者）で、End of life に作業療法士が関わるという想いも可能。私はこの領域で活動している。

【例3】

看護師国家資格×①地域軸（小学校区）×③役割軸（インフォマールケア）で、訪問看護ステーションのモデルであるビュートゾルフを推進できる可能性もある。

【例4】

医療系国家資格×②対象軸（高齢者）×③役割軸（コンシェルジュ）で、プライベートナースなど「自費領域」での活動が推進できる可能性が高い。

【例5】

医療系国家資格×手段軸2（Web）×③役割軸（マッチング）で高齢者の目標支援のための専門職マッチングも不可能ではない。

これらの軸は、もちろん網羅されているかは不明であり、地域によってこの軸は大きく変化する。ただ、医療・介護職の今後の方向性を鑑み、1人ひとりが掛け合わせでキャリアを考えた場合、資格の掛け合わせではなく、こうした変数の組み合わせを考えることが実態に即した個々のブランドを構築していくためには重要と考える。

4-2-3　医療・介護職はＩ型でもなくＴ型でもなくＨ型人材を目指すべき

まず、それぞれの用語を整理しておく。Ｉ型がスペシャリスト、Ｔ型がジェネラリストだとすれば、Ｈ型は繋ぐ人とでも言えよう。

4-2 ポスト平成の医療・介護人材に求められるキャリア実践戦略思考

> ■I型人材（スペシャリスト）
> 　特定の分野に特化し、深い専門知識を持つ専門家人材
> ■T型人材（シングル・メジャー）
> 　1つの専門分野を極め、その専門分野の知識・スキルを軸に、さらに幅広い分
> 　野の知見も合わせ持っている人材
> ■H型人材（コネクティブ）
> 　強い専門分野が1つあり、他の人の専門分野と繋がる横棒を持つことで他の人
> 　と繋がれる人材

　医療・介護職はI型人材が圧倒的に多く、それに加えて最近ではマネジメントやリーダー人材としてT型人材が増えてきている。一方で、最近少しずつ増えてきており、今後益々重宝されるのではないかと思っているのがH型人材である。こちらに関しては、医師や看護師、リハビリテーションなどの専門性を身につけながら、同時並行でプログラミングやWebデザイン、事業戦略などの経営学などを学び、医療・介護分野に参入したい一般企業と協業したり、コンサルティングとして医療・介護分野との橋渡しをしたりできる人材を指す。

　先述したように、医療・介護業界の保険外マーケットは成長期に入っていることを考えると、こうしたH型人材はマーケットの需要は数多ある。さらに、こうした人材の需要は、働き方の変化とともに益々増大すると考えている。政府の働き方改革に伴いこれからは益々「成果主義」「プロジェクト単位での関わり」が増えると予想される。そうなると、様々な情報や様々な意見をスピーディにかつ深掘りをすることが求められる。社内人材としてこうした人材を雇用できるのが望ましいが、できなかった場合にそうしたH型人材に仕事が集中する可能性がある。

　なぜならマーケットは「売れているものが、さらに売れる」世界であり、人材登用の動きも同じだと仮定すれば、「できる人に仕事が集中し、

169

第4章　キャリア戦略

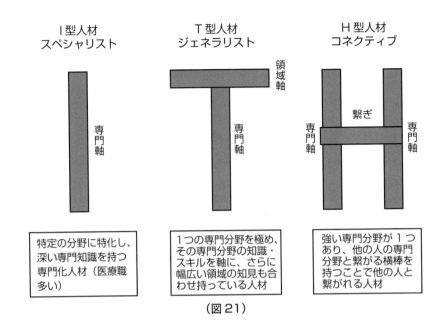

（図21）

　その人はさらにできるようになっていく」のが自然な流れであろう。専門性を深め、幅を広げるだけでなく、専門性という軸足を持ちつつ様々な業界言語に長けそれを繋げる人材は、これから重宝され医療・介護職が目指すべき1つの人材像であるといえよう。

> **4-2-4　これからのキャリア戦略の立て方まとめ**
> 　　　　**－ベクトルキャリアモデルの提案－**

　さて、これまで第3章、第4章を通して「キャリア戦略におけるヒント」を述べてきたが、第4章の最後にそれらを「ベクトルキャリア戦略」としてSTEP1～STEP6としてまとめていきたいと思う。

4-2 ポスト平成の医療・介護人材に求められるキャリア実践戦略思考

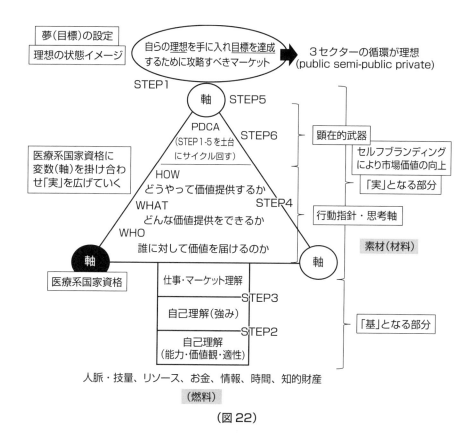

(図22)

STEP1：

最初のステップとしては、キャリア人としてあるいは社会人としての自らの目標や夢を見出すことが望ましい。ただし、最初から崇高な夢をもつ必要もなければ、キャリア初期には目標がない場合の人がいるかもしれない。その場合は、自ら理想の状態（あるいは絶対にそうはなりたくないという状態）を明確にイメージすることをオススメする。夢や目標を持つことと同様に、それらがなくても理想の状態をイメージできることで、そのためには何が必要で、何が足りていなく

171

第4章　キャリア戦略

て、何に取り組めばいい…といった仮説と検証というサイクルが生じる。はじめの一歩としてはこの「仮説」が立てられる"テーマ"を持つことが大事。

STEP 2：

テーマを持った次のステップとしては「自己理解」をすることが必須となる。自らの能力、価値観、適性を自分なりに把握し、自らの「強み」を理解することがすべての礎になる。キャリアにおいても餅は餅屋であり、ここを蔑ろにしてはいけない（➡詳細：**3-1-1～3-1-3**）

STEP 3：

次に「仕事・マーケット理解」をすることが必要となる。自分の強みが生かせる仕事領域はどこなのか、どんな仕事内容なら自らにマッチしているのか、自らの強みはどのようなマーケットで重宝され得るのか、成長率の高いマーケットはどこなのか、今自分がいるマーケットは将来どのような動向をたどるのか、といった仕事・マーケット理解をすることが必要となる。（➡詳細：**3-3-1～3-3-3**）また、STEP 1とも関連するが、夢や目標を達成するためにどのマーケットで勝負するのかを明確にすることも必要となる。さらに、各1つのセクターに固執することなく、その領域における private sector、semi-public sector、public sector の各セクターにおける仕事を把握し、可能な範囲網羅することが望ましい（➡詳細：**4-1-3**）。

STEP 4：

次に、そのマーケットを選択し、キャリアを歩んでいくと決めた段階で「Who（誰に対して）」「What（何を）」「How（どうやって）」の問いを明確にする。この問いを立てることで、自らの行動規範（ルール）が形作られる。この部分が、戦略の実働を支える上では非常に重要となる。

4-2　ポスト平成の医療・介護人材に求められるキャリア実践戦略思考

STEP 5：

規範ができた上で、8つの因子（➡詳細：**4-2-2**）を参考にしながら、医療介護系資格にどういった要素をかけ合わせるのかを考えるといい。注意したいのが、単なる資格の掛け合わせになってはいけないこと。この掛け合わせにより、自らの担うキャリア戦略が定義され、より実践するべきこと（戦術）が明確になるといえる。

STEP 6：

夢や目標（あるいは理想の状態）が定まり、戦略が明確になった次のステップとして、具体的に PDCA サイクルを回す。必要であればスキルを身につけたり、企画立案・実行をしたりと戦術を実行する。ただし、こうした戦術は常に仮説検証の繰り返し、トライアンドエラーの連続であることを忘れてはいけない。何度も何度も実行し、やり続けることが重要な要素となる。

【参考文献】
1）山田英夫　マルチプル・ワーカー「複業」の時代：働き方の新たな選択肢　三笠書房　2018
2）石山恒貴　越境的学習のメカニズム　実践共同体を往還しキャリア構築するナレッジ・ブローカーの実像　福村出版　2018
3）石山恒貴　時間と場所を選ばないパラレルキャリアを始めよう！「2枚目の名刺があなたの可能性を広げる」　ダイヤモンド社　2015
4）リンダ・グラットン/アンドリュー・スコット　LIFE SHIFT　東洋経済新報社　2016
5）橘令　働き方 2.0 VS 4.0 不条理な社会人生から自由になれる　PHP 研究所　2019
6）朝倉祐介　ファイナンス思考　日本企業を蝕む病と再生の戦略論　ダイヤモンド社　2018
7）藤原和博　藤原先生、これからの働き方について教えてください。100 万人に 1 人の存在になる 21 世紀の働き方　ディスカヴァー 21　2015
8）森岡毅　苦しかったときの話をしようか　ビジネスマンの父が我が子のために書

第４章　キャリア戦略

き溜めた「働くことの本質」　ダイヤモンド社　2019

9）Fatih Guvenen, Fatih Karahan, Serdar Ozkan, Jea Song「What Do Data on Millions of U. S. Workers Reveal about Life-Cycle Earnings Risk?」Federal Reserve Bank of New York Staff Reports, 2015

おわりに

　本書を読み終わった方は、『長いキャリア人生』の取り扱い説明書を手に入れたと言えます。

　しかし、あくまでも説明書であり、本書を読んだ"だけ"では何も変わりません。この説明書を用いて行動するかどうかは『自分次第』です。厳しいことを言いますが、要はキャリアにおいて「実践しない」「行動しない」と意味がないですよ！という事をしっかり認識をしてほしいと思います。知識を得ても、自分自身が行動しなければ結果は変わりません。

　本書では、様々な理論を通して、1人ひとりのキャリア実践に繋がるよう構成をしてきましたが、最も重要な点は「自分を理解する」ことです。ここに関してはベクトルキャリアで示しているファーストステップでもあり、本書で何度も繰り返してお伝えをしてきた「基礎」の部分でもあります。

「自分にとって仕事とは何か？」
「自分にとって成長するとは何か？」
「自分は世の中に何の価値を提供する職業人か？」
「自分にとって生きるとは何か？」
「自分は何を大切にして生きているのか？」
「自分の理想な働き方は？」
「自分の能力や実力はどの程度のものか？」など。

　こうした自問自答をしながら、自分の「動機」や「価値観」、「能力」や「実力」を客観的に見極める力を醸成し、仕事やマーケットの理解につなげていく。自己理解を促すために、1人で考え込むだけではなく友人や職場の先輩、外部で頼れるメンターに相談してもいいでしょう。この自己理

おわりに

解ができた上でのキャリア構築と、自己理解が進まない状態でのキャリア構築は、伸び代が大きく異なります。この土台・基礎の構築に長い時間をかけてもいいでしょう。

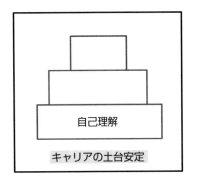
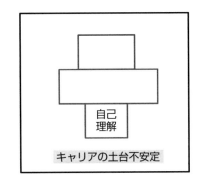

　最後に、本書を執筆する企画段階から、「皆で創るキャリア本」にすべく twitter や facebook を使い、私たちリハビリ職の仲間に3日ほど「PTOTST としての夢」を聞くチャレンジ企画を実施しました。キャリアを構築する上では、自己理解が大事ではありますが、そうしたすべての原動力になるのは個々人の「夢」です。夢を描き、理想の自分をイメージし、必要な要素を分析し、今足りないものを見極め、基礎やスキルを磨いて一歩一歩夢の実現に向けて行動する。こうした「夢」を医療・介護職1人ひとりが描くことで、今よりもっともっと素敵な未来が待っていることは疑いの余地はありません。以下にチャレンジ企画の概要と、250 にも及ぶ1人ひとりの夢をお読みいただき、是非多くのエネルギーを感じ、自らのキャリアの糧にしてください！

「PTOTST の夢企画」

「PTOTST の夢企画」

＜チャレンジ企画＞

① 「ポスト平成 PTOTST のキャリア戦略（仮題）」を “皆で創る本” にする企画
メモの魔力で前田さんが実施されていた企画を真似させて頂き、おそらく業界で
はじめてのチャレンジ企画をしていきたいと思います！

　＊要は、「SNS で “皆の PTOTST としての夢” を教えてくれたらそれらを全て
本に載せます」キャンペーンです。

　今回の本は、「PTOTST がこれから歩んでいくキャリア」という大きなテーマ
を理論や先代たちの功績をリスペクトした上でかなりしっかりと書く予定です。

　これで PTOTST のキャリア戦略が描けなかったら「もうお手上げ」という位
に、渾身の思いを込めて書き上げます。

　僕が新人の頃から勉強を通して学び、実践してきたキャリア戦略を皆さんにもお
伝えしていきたいなと思っています。

　ただ、構想を練っている時に闇屋が発生しました。僕一人ではどうしても書きき
れない部分が出てきたのです。

　でも、それはコンテンツとして絶対に本の中に入れたいものなんです。

　それが何かというと、「僕以外の PTOTST が考えている夢」です。　（②へ続く）

② キャリアをつくる要素は３層＋１軸と言われています。
　そして、その３層の中で最も重要視されているのが、１軸と３層の中でも最下
　層の部分（土台）と言われています。

おわりに

これは、多くの人がキャリア形成で重要と考えている「知識・技術・資格・人脈（何を持つか）」という業務を遂行するための能力的資源や資産ではありません。また、勉強法やタイムマネジメントといった「行動特性や思考特性・態度・習慣（どう行うか）」という物事の行い方の傾向性や考え方のクセでもありません。では何か？

答えとしては、「夢・志・理想（どうしたいか）」と「価値観やマインド（どう在るべきか）」なんですね。

高飛車な発言かもしれませんが、今回の本は、覚悟を持って未来に続く全てのPTOTSTのキャリアバイブルにしたいと考えています。

そうした経緯から、一般的なキャリア理論や僕自身の経験則でのキャリアの軸だけで考えるのでは限界があります。

そこで、僕以外のPTOTSTが描く「キャリアを歩む上での夢」を例えば数多く知ることができたら、多くのPTOTSTが「どういう夢を持っているのか」「その夢は多様性があるのかないのか」「その夢を実現するために僕らは何ができるのか」など様々な思考を巡らせることができると考えました。　　　（③へ続く）

---

③そして、その頂いた数多くの夢を、僕が持っている夢や価値観との照らし合わせによって、より一層「現実に沿ったキャリアのロードマップ」が作成できると考えます。

この「皆が描く夢や価値観」を僕が想像して書くこともできますが、それではこれまで出されている書籍と変わらないため面白みがないですし、それは、単なる想像でしかないため、そこに「これからを生きるPTOTSTの思い」が乗っかってこないと思ったんです。

で、あれば、皆さんの「夢」を端的にまとめて送ってもらって、その全てを本に載せてしまえば良いのでは？という事を前田さんのメモの魔力でやられていたプ

「PTOTST の夢企画」

ロモーションの一部始終を見て思いつきました。

独りよがりの本にはしたくないんです。

このやり方が実現すれば、皆と一緒になって、一つの本を生み出せる。読者が制作側に回って、著者と一緒に作る PTOTST 関連書籍なんて、過去に例をみないはず。

という事で、無理やり担当者にお願いをして今回のような企画を提案しました。送ってもらった全ての「SNS＋PTOTST としての夢」を本に載せる予定です。

ルールは以下の 4 つです。　　　　　　　　　　　　　　　　　（④へ続く）

④①このツイートにリプ（コメント）を 30 文字以内で「PTOTST としての夢」を書く

　②加えて　本に載せても問屋ない「自分の twitter アカウント」

　　　（細川の場合　@hosokawa777）も合わせて書く

　　　-気になる夢あったら、読者がその人の twitter に辿り着けるようにします。

　③「#PTOTST キャリア本」のハッシュタグを入れる

　④このツイートをリツイート（1 人でも多くの PTOTST の夢を聞きたい！）

　例：コメント欄にある細川の見本をご参照ください

　＊期限は 1 月 18 日 24 時まで！　＊嫌な気持ちになる夢は載せられません…

「PTOTST としての夢なんて難しいな」と思うかもしれませんが、どうか重く捉えないでください。

今、これを読んでいて、今、向となく心に浮かぶことで OK です。例えば「PTとして技術を身に付け一人でも多くの腰痛患者を救う！（26 文字）」とか「OT

おわりに

としてもママとしても家族と自分の幸せを実現する！（25文字）」で全く問題
ないです。

この文章と出会ってくださっているのも何かのご縁ですから、皆さんが今持って
いる「PTOTSTとしてのキャリアの夢」を言葉にして「PTOTSTキャリア戦
略本」初版に載せましょう！

皆さんが書いてくれた夢が、誰かのキャリアにとって、すごく大きな意味を持つ
かもしれません。たぶん、きっと、業界初の「皆で創る」PTOTSTキャリア
本。

一緒に、最高の本を創りましょう！

<1人ひとりの夢>

@yousuke0228 与える人になる！★@chitooo13 PTとしてバスケを通じて地域を盛り
上げる！★@4_o8k 好きな事×PTで人も私も元気にしたい！★@Junshi1046 元気な
人を1人でも多く増やしたい！★@RihaWolfnet 全国に訪問リハビリの素晴らしさを
広めたい！★@YMNYAPPY 育ててくれた故郷に作業療法で恩返しする！★@nb_
ymst イラストでリハの職域を広げ世の中をもっとバリアフリーにする★@
ThanksDailylife「PTとして身体機能を介して，患者さん自身が幸せに生きる手段
（生き方）を獲得していただく！」★@0316sakiko 人、地域、笑顔をつなぐことがで
きるセラピストになりたい★@anicoach「医療・介護業界や専門職が元気になるよう
な書籍を、生涯で10冊以上出版する！」★@nayameruptsan「心が動くリハビリテー
ション」ができるPTになりたい。★@miyappu94 輝ける未来のセラピストが集まる
店を作りたい!!★@sumako1004 患者さんのストレスを可視化して、ストレスをコン
トロールする作業療法を確立する★@st2855 新たな時代を担うSTとなり、次の時代
を担うSTのサポートをしたい。★@neg0729pt 海外の理学療法を学び、いずれは色
んな分野のミュージシャンのサポートを行う！★@chopsticks_meg 思いやりある社会
に向け、まず自身と向き合うきっかけを提供する★@w_ninja250r 理学療法士の枠を
超えてこれからの社会に貢献する。★@com1102PTとして50年以内にサッカー日本

「PTOTSTの夢企画」

代表をW杯で優勝させる！サッカー日本代表選手のサポートをする！★@cascade 1510 研究によりリハビリテーションの可能性を広げ、世界を変える！★@andyou_andme いかなる状況でも「楽しく生きること」を諦めない社会にする！★@kazubo_rigaku 理学療法士が最大限に力を発揮できるよう、働き方や私生活を充実させたい★@erimorle3 地域で、誰もが作業を通して健康的な生活を送れるよう支援したい。★@PT 50139040 自分らしく、ありのまま生きることが、自分や他者の幸せになるようにデザインされた社会を創る★@scall1111 リハ職の考えとテクノロジーを駆使して日本全体があらゆる面で自立し、成長できるようにする。★@OT_therapist OTとしての知識を活かして、社会問題を解決したい！★@El_Terapia 障がい者の兄弟姉妹（きょうだい児）が生きやすい社会を作る！★@nariyuri_ot 手作り雑貨＆スイーツ×OTで私と社会の幸せを作り出す！★@daichi_familink 向いてないと挫折しそうな若手セラピストに、活躍出来る場所を提供したい。★@rehamame 療法士自身が活き活きと働ける未来を！★@mongori37 PTとして音楽家が最高のパフォーマンスを出せるように貢献したい★@hara_tani イラストを通じて、セラピストの新しい働き方を見つける‼★@Healthy_manager オンラインでの健康行動マネジメントサービスを展開する！★@takayukimiyosh1 リハビリテーションで生涯現役社会を作る★@hosokawa777 OTとして就労支援に携わり1人でも多くの方の笑顔と輝きを取り戻したい！★@jw71 iOuehiB9BqN 犬に対する理学療法の研究ドッグセラピー×理学療法の施設を作りたい。人は、犬との関わりを通して社会的役割を得る。癒しを得る。殺処分される犬や保護犬を減らしたい。★@kanna_w09 学生の教育に携わり育成に関わりたい。統合医療×理学療法の研究をし、広めていきたい。予防医学に役立て、健康寿命を延ばす。入院期間を少しでも短く医療費負担の軽減に繋げたい。★@24mikihiro 地域で活躍するセラピストになり、病院に行く患者を減らす★@silentKNOB どんなカタチでも良いから、少しでも幸せを増やして、少しでも辛さを減らしたい！★@aoashiiiii52 脳卒中、生活期の支え合えるコミュニティを作りたい！★@ushi_otomo 性別や貧富や障害の有無関係なく楽しく笑える地域を作りたい！★@TakashiMatsuza2 PTとして関わる人、そして家族に笑顔を届けていきたい！★@mamimumemochy 他職種合同のセミナーとか行きたいな、リハだけじゃないやつ。薬剤とか知りたい。★@abemotoki0000 本を出してみたい。認知症の祖母に対して、何も出来なかったおばあちゃんっ子だった僕に、「これが君の未来だ」と胸はって言えるようにしたい★@ntjmb090 最古の老健を最高の老健に変える！★@nowhere_now LGBT、高齢者、障害者が生きやすい社会を作る！★@M_MAKOTO_O PT×AT×鍼灸でスポーツ選手のパフォーマンス向

おわりに

上を目指す★@o_taned 神経難病リハビリテーションの前進に寄与する！★@yuto_bashi1223〜人々の希望を実現し、幸福の世界へ導く〜★@HB_W_PT 1人でも多くの方が生きててよかったなと思える世界にする★@pt_marathoner PT としてランニングを楽しめる環境を作りたい！★@tersyu 沖縄県の健康寿命を延ばす事に貢献したい★@tatsuyaumezawa1 リンパ浮腫患者が、安心して通院継続出来るような架け橋を創る。★@ptmaruo 自分の介入で、その人らしい生活を送るお手伝いがしたい★@takiko111 高齢期や認知症の方と／の暮らし（いのちをはぐくむ営み）を共に創る場をつくりたい！★@Koki_Shionew オーダーメイドな健康を提供できるバイタリティー豊かな PT になる＆増やす★@OkaNoriyuki「科学と ICT で世界中の生活行為の困り事を解決する場を作る！」★@pt_hanno1 PT、半農半療法士として元気で生き生きとした場所をつくる！★@kagoshimaiiyo 骨格評価＋視力測定で、その人にピタッと合ったメガネを提供できるお店を作る！★@ot_koto 2つあります！①その人らしさを大切に、作業の力でその人の生活を支援する！② OT って何？がなくなる、多職種が専門性を発揮して活躍できる社会の実現！★@UG0710 クライエントの夢や希望を叶えることが作業療法士、私の仕事！絶対、叶えてみせる！★@AmoPhysical 僕と関わる人を少しでも幸せなものにしたいです。★@petennsi199 日々の生活の楽しみを増やせる手伝いがしたいです。★@uganda0213「無駄な怪我で苦しむ学生スポーツ選手をゼロにする！」「目の前の人を幸せにできる人間になる」★@motokatsu56 働きたいと思う全ての人が、好きに働き、笑顔になれる場を作る！★@yanshi03291 病院に通う人を減らしたい★@pt908 PT として困っている人を支え続けていきたい★@sugihara_0404 OT×コミュニケーションを軸に皆が笑顔で幸せを感じられる世界を創る！！★@bb88_pon7 病気している、してない関係なくその人の「バリア」となってるものを乗り越えていくお手伝いがしたい！そのために、暮らしの中の身近な場所で、からだのことを聴ける専門家として、理学療法を行っていく！★@kai_name0613 ひとりでも多く、その人に合ったハピネスを提供出来る空間や社会を創りたい！★@s_size_9 1人でも多くの女性の力になれるよう、産科・婦人科への PT 介入が当たり前な社会にしていきたい。★@tatsuya_kida 笑顔で溢れる在宅生活を目指してリハビリが提供できる PT になる！★@colorcodewaltz『持ちつ持たれつ』があらゆる場面で行き来する社会をつくる。★@jamjam4646 理学療法士としてその人を幸せにするとともに、自分も幸せな人生を過ごせる世の中にしたい★@feel_fujii PT としてラグビーに恩返しがしたい（子供から大人まで！）★@gita__me93 誰もが生きやすい「カド」のない社会を広める！小さなとこから！★@Rehacon オフライン・オンライン問わずリハ

「PTOTST の夢企画」

ビリが必要なところに、必要な分だけ必要に応じて届けたい。★@choppe02 理学療法をレクリエーションと掛け合わせて発展させる！@sakukazujustfre 地域に必要とされる OT になりたい！★@eon6617 これからも楽しいって希望と幸せを感じてもらえる OT になりたい★@toonog 一人でも多くの眠れない患者さんや地域の方が眠れる世界を作る！★@maehiro210 自分に関わる全ての人のために、まず行動できる理学療法士になる。★@sk8er79 自然の中で、こどもたちに働く大人たちが交わり遊びながら学ぶ場の創造!!★@770_takuya お互いの夢を応援して、人生の選択肢が広がる青森を作っていきたい！★@ChalleJyo 旅をしながら人と笑顔を創る！そして、沖縄に還元しワクワクを共有する。★@sottoossalon そっと背中を押す★@torunitarinumon 要介護や認知症でもニコニコして暮らしている人もいるこのことが、当たり前に知られている世の中になってほしい。リハビリテーションへの思いやセラピストの思いを、社会に伝えられる文章が書けるようになりたい。★@ma_san526 患者様もご家族も関連職種もみんな笑顔でコミュニケーションをとる、みんなで好きなものを食べられるようにし続けたい★@mixsawa714 私と関わる全ての人が豊かな人生を歩めるような支援をしたい！★@iidarihafp 生まれ育った地域の健康寿命増進に貢献する！★@Virtuoso0831 短期的には高次脳機能障害の方々に作業を通して、健康と幸福に貢献すること。長期的には、様々な方々に作業を通して健康と幸福に貢献できる OT になること。★@striha47 臨床がみんな楽しいと心から思えるような PT 業界にしたい★@katalogpt PT として、北陸の人の笑顔を増やしたい！★@murashige10 田舎と都会の医療の格差をなくす。★@yusuharanikki 社会の健康格差課題を解決したい！★@jb23wtype6 リハビリテーションの専門性とその他の専門性、文化を繋ぎ、そして後世に引き継ぐ。★@we15PyKhnQdj54X ST として誤嚥性肺炎の無い地域作りをしたいです。★@physio_tetsuya 良いものが当たり前に受けられる社会を作る。★@kawamoo_n_n__ 医療系アイドル構想で、人が自ら行動したくなる仕組みづくりをする！★@PhysM 家族を養いつつ、家族が安心して理学療法を受けられる社会を作る★@PtTaniguchi 自分らしく生き（活き）、納得して逝くために、主体的な選択ができる社会への貢献★@YOUHEI84826 怪我や病気でも元気にハッピーでいられる社会！★@ptkazushi 一緒に人生を楽しむために最高のコンディションをデザインする★@Rie0815Rie 機能を見いだし、能力を高め、できることを生活につなげる生活専門家！★@Xyz1025H PT としてその人を治療するだけでなく、その先の人生を楽しく豊かに生きていける手助けをしたい！★@reha_kon それぞれが望む人生を生きる後押しをしたい。★@masato_0309 病を抱えた瞬間から第 2 の人生。2 度咲く人生をサポートす

おわりに

る。★@Barakamon1213 高齢者や障害のある方が何かに夢中になれる社会を目指したい！★@hiroto0913 地域の方々から選ばれる ST になりたい。★@___8 ri__ta 障害という概念をなくすこと★@chi_k85PT として自己実現をサポートし、感動や幸せを共に見つける！★@kon_OT「旅行」を通し、主体性や楽しみ、生きる目標の場を作る。★@yucharo_pt マイナスをゼロに、ゼロをプラスにすることができる理学療法士★@kookumura1207 医療・介護に関わる人達がより輝くことができる社会を作る！★@llcnayuta PTOTST の可能性を拡げるために、挑戦を続ける。★@muragreen 全ての音楽家へ、怪我をしない・楽な楽器の弾き方を伝える★@SHONPU__ しんどいリハでも楽しく過ごせるように支援したい！『やりたいこと』の支援をする最後の砦でありたい！自分と関わったことで少しでもポジティブな気持ちを持ってもらいたい！★@tmken9314 スポーツ選手が怪我で選手生命を終えないようにサポートする！★@da1ma 2 人が輝き、人に優しくなれる文化を千葉県松戸市で創造する！★@yuki64645251 どこに住んでいても、適切な理学療法が受けられる社会にしたい★@ryoooo_veleno 自転車乗りがもっともっと自転車を楽しめるようなサービスの提供と環境作りを！★@sakurasakuma103 誰もが少しでも幸福になる社会をつくりたい！★@pt_shunshun「IT×リハビリ×予防」で働く人をサポートしたい！★@airchair1215 PT として、できるだけ多くの人を前向きにしたい！★@mamimumemochy その人本来の美しさ、健康を引き出す。★@ikukyuudanshiC【男の育児参加の大切さ】を伝えられる療法士になる!!★@RPT_kenchiro 一刻も早くリハビリテーションも理学療法も撲滅して、それらがなくても困らない世の中にしたい。★@takeshi_OT 作業療法を使って地域で頼られ、気さくな近所のお兄ちゃんの様な存在でいること★@kojiken1205 育児相談や障害児の相談もできるセラピストを日本中に増やす。★@munimako 発展途上国のST 分野拡大を支援し、世界をリードする ST になる。★@PT_reha 俺の父ちゃん理学療法士だぜ！って自慢される PT になる！★@aHyKPwFYvTBnxcS「やりたいんだけど、無理だね…」を言わなくてすむ社会にする。★@mizukiii1122 患者さんにとってよりよい生活の手助けを。自分だけにしかできない価値の提供。★@moon_gec-chan 関西のあらゆる人の健幸に携わる★@shuhei_physio 全ての人が「生きてて良かった」と感じられる世界にする。★@yamaryo25 自分の大切な人に、もしものことがあった時、自分の力で助けてやれるだけの技量と資金を得る★@kumasanptc14 理学療法士として、人に寄り添い、皆んなを笑顔にしたい。★@ikusapo_pt 育成選手が怪我なくスポーツに打ち込める環境を構築をする！★@yasu_yada0820 脳刺激法を組み合わせた言語療法の確立と普及。特に吃音の分野で実現させたい！★@saitosan_yosan 1 人でも多くの人が生きやすい世の中にしていく★@cafebooker「言葉」の力を使って、人の心を支え・ほぐせるようになる！★@ptmatchbox20 スポーツ・医療機関の両方からキャリアを構築して、社会貢献を！★@kazu_5321 PT が輝ける場所を増やす！年齢や障害で諦めない社会を作って、健康意識を上げる！★@sugiura3rdPT として、カフェからまちの世代を繋ぐハブ（人）になる。★@harukaMSPTS2 完全麻痺で絶望の最中にある人に、リハビリすれば動けるようになると希望をもたせられる PT になりたい★@suga_kohei 救える臨床力を納得いくまで高め、技術、知識を伝えていく！★@chin3_RPT 多くの患者さんが適切な治療を受けられる世の中にしたい★@passion_nakai 地域から寝たきり患者をゼロにする！健康長寿の街を作りたい！★@ryota_kano スポーツを通じて介護・福祉業界の明るい未来を創る！★@Koji63936300 楽しく健康になる仕組みを作り、人生 100 年の健康を担う！★@kintaroblog 脳卒中後遺症の方が退院後の人生に生きがいや、ワクワクする事が見つけられるようなイベントを開催したい。★@Utatoreha「その人らしく亡くなる」を支える OT になる！★@BonusView 55 "自分の人生を存分に生きる"ための手伝いをする存在になる！★@owarilife 生きづらさを抱えるすべての人が安心して暮らせる社会の実現★@tomoyapt 一人ひとりにあった関わり方で、多くの方を幸せにしたい‼★@LcnpGVptDa 01mf5 奄美大島の高齢者が安心して自立した生活ができるようなシステム、施設を作る。★@Tatsumi38226157 PT として途上国や過疎地における僻地医療に貢献する施策を提議し、誰 1 人取り残さない社会を築く★@gen55k『素直な自分でいて良い』そう勇気づけられる PT になる！★@shanpu_jiangtai 誰もが自分らしく幸せに生きられる社会を作る！★@cascade1510 研究によりリハビリテーションの可能性を広げ、世界を変える！★@aya_pt 疾患でなく個人に向き合い、また傾聴し続けることを忘れない！★@moritomo_gbspt 病気や障害があっても自己実現を目指せる社会にする！病気や障害があってもおしゃれを楽しめる社会にする★@shin85884 日常の違和感、不自由さ、我慢、悩み、苦痛。それらを「いい感じ」に導く存在。アイデアや見方、捉え方を誰よりも知っている、素敵で頼れるひと。★@ptkkosuke 患者さんの可能性を最大限に引き出す★@sennami101012 インクルーシブ×保護者×地域発達障害の領域にも PT 介入必須！★@mcZ1242pt 様々な終末期を知ってるからこそ健康増進の知識を提供できる PT★@9226Superhero PT として「夢・目標」を叶えたい人を心身ともに支える！★@takayuki__0916 産業、地域、義務教育に PT として予防介入し、全国民の幸福増大★@__tomas315 地域で閉じこもりや寝たきりになってる方をなくしたい！★@yorozuya_OT 地域でより効果的な互助のシステムを作る！★@rehamanePT

おわりに

介護事業コンサルタントで独立. 働きやすく楽しい職場を増やす★@marinesreportMLB で自分が関わった日本人選手クリーンアップを組む★@daigo7 その人や組織に必要とされる価値を提供でき、それが当たり前になってること★@hirotake83 保健医療をベースにして分野横断的に活動し、ヒトに貢献する。★@rikarespirator 1 この目に映る人の幸せをサポートし、その輪を広げ皆が生きやすい社会を創る★@lifePTni リハビリを通して地域に「あって良かった」と思われる会社を作る★@guccyannn 食と身体の大切さを伝える空間フィジカルカフェを作る！★@PT___cor 病院や施設以外のセラピストの可能性を常に追い続けてそれを実現する★@ugfjitd pt としてその人それぞれの生きがい、QOL を一緒に探して全力でサポートする！★@rihaojisan OT として地域に根ざし、住み慣れた地域で暮らし続けることを全力でサポートしたい。★@erimorle3 地域で、誰もが作業を通して健康的な生活を送れるよう支援したい。★@hikosakapt 理学療法士として、周りの人々に元気と笑顔、幸せを提供する！★@OTS06308681 生まれ育った地域で作業療法を実践し、地域への恩返しをする★@ohtakesh1 身体を動かす楽しさを実感し、自分らしく・したいことを楽しめる人を増やす！★@0sugachan0 理学療法士がいきいきと働ける環境を１つでも多く創る。★@YasuPhysioAT「PT として全てのアスリート、スポーツ愛好家に貢献すること」★@ptkudoh 理学療法士の社会的地位の確率と質の向上！★@YutaroHashiya Catch the moment！一瞬一瞬を大切にして可能性を広げていく！★@pepopeponz バイリンガルスピーチリハビリテーションの実現★@yotubanomori461 患者様の生活がしやすくなるような発明品を作る！★@sukinakotosur 不眠の困っている人の力になりたい★@kajikaji_pt 自分が関わる全ての人の幸せをサポートする！★@ooen_daijiro 暮らしに新たな『繋がり』をつくりたい★@syu5o リハ専門職としてリハ関連サービスの円滑な提供のためのインフラ支援を行う!! ★@circlehippo まだ車椅子で渓流釣してないの？そう言える社会を長野につくる！★@morio33731 PTOTST が人の人生の最初から最後までをサポート出来るシステムを作る★@hashimoto721 誰も（障害、年齢、性別関係なく）が暮らしやすい社会を創造する★@bochiwopt1 重なり合う分野を独占せずに深め合えるセラピストになりたい★@ohagidaiki 自分の技術を伸ばして少しでも多くの人に喜んで貰いたい★@yuusu_ke 男性の妊活に関わり【少子】に歯止めをかける！★@ptkuwae 研究活動のサポートを通して、若手セラピストの底力を高めたい！★@naoyacpcare 脳性麻痺・重症心身障害児・者、家族が豊かに暮らせるよう支援する★@k_komatsu_02_ot 訪問作業療法士＆マネジャーとして、地域に貢献できる組織を作る！★@amarist_riha 看取りの直前までご本人の心と身体に寄り添う★@

「PTOTST の夢企画」

mnakashima_pt コミュニケーションを通して個々人に寄り添うセラピストになる★@hitoshiy3 こどもの身体づくりで世界を取る！★@1129mura 医療従事者がコミュニケーションを学ぶ文化をつくる！★@1983physio 理学療法士なのに J クラブオーナー★@taiyakiPT 医療従事者全員が、やりがいを感じて働ける日本を作る！★@Seeeijun 脳卒中を患った方々に「はたらく」という支援で真の自立を！★@MasakiYamada8 東京オリンピックにエクアドル代表の理学療法士として帯同する！★@ubujun すべての患者さんが家に帰れるようサポートしたい！！★@ogasawara1017 全ての療法士が公正に活躍できる環境を作る。★@medi_data0826 データドリブンな医療介護の実現★@shohei_hey 理学療法士として健康予防分野で社会に還元する!! ★@ayakong13 地域の方々が最後まで自分らしく生活できる地域をつくる！

★https：//www.facebook.com/kazunari.daigo ワクワクする「人」と「場」をつくっていく！★https：//www.facebook.com/profile.php?id=100004899314935 高齢者、障がい者がワクワクする社会を作る！★https：//www.facebook.com/sho.naga.94 1人のPT として、関わった患者さんが笑顔で自宅に帰り、関わった選手が笑顔でピッチに立てるように!!★https：//www.facebook.com/profile.php?id=100003533508265 「地元」の地域作りで将来の親孝行！専門職の可能性を示す！★https：//www.facebook.com/profile.php?id=100002959141368 個人・社会どちらの障害モデルも当事者×セラピストが笑って解決。★https：//www.facebook.com/shiraimizuki 愛と人工知能で包括的な問題解決。リハの未来は無限大。★https：//www.facebook.com/haruka.kubota.94 1/10 の子どもたちに寄り添うことばの教室そらまめキッズの開設★https：//www.facebook.com/gaku.sasaoka マイナーな言語聴覚士を広めたい！"領域×経験数×地域×職種" を超えて絆作りを企画しています。★https：//m.facebook.com/takashi.nagaoka.520 10 万部売れる本を出す（PT）★https：//www.facebook.com/manabu.abe.54 ヒトに逢い、思いが交わり、人と成る彩り豊かな地域創りに貢献！★https：//www.facebook.com/profile.php?id=100003237904186 ともに働くセラピストが築きたいキャリアを築ける職場を創る。★https：//www.facebook.com/koichi.tanogashira 野外フェス×障がい者＝エンターテイメントの可能性を爆発させる!! ★https：//m.facebook.com/yuki.kato.9889 完全に『マヒを治す』★https：//www.facebook.com/noriyo.nakahara.1 理学療法士として、子どもの遊びに関わる施設で障害があってもなくても遊べるように働きかけていく。未経験による発達の遅れに対応すべく、子育て支援者への働きかけを続け、1 人でも多くのお母さんが育児を楽しめる世

おわりに

の中を作りたい！★https：//m.facebook.com/tomoaki.matsui.395 病気や障害があって
も働きたい人が企業や周囲の人とすれ違いなく当たり前に働ける働きやすい環境で、
健常者も障害者もみんなが特性を活かして少子高齢化に日本社会が適応すること★
https：//www.facebook.com/profile.php?id=100000047163879 世界中の理学療法士と
協力して、これからの高齢社会で、1人でも多くの人が健康で自分の夢を叶えられる
ような世の中になるような仕組みを作っていく。★https：//www.facebook.com/
yamatatsu.fc.b リハビリテーションの視点をまちづくりに活かし、地域環境を豊かに
する★https：//m.facebook.com/freeot.tanoreha/?ref=bookmarks 障害や能力の有無を
越えて、自由な発想を表現出来る寺子屋を作る。★https：//www.facebook.com/kei-
suke.teramoto.9 理学療法士が子どもたちの夢ナンバーワン！になる！★https：//
www.facebook.com/toshinori.naoi 小児の訪問をしていますが、もう訪問に来てもらわ
なくても大丈夫！と言える利用者と社会にする。★https：//www.facebook.com/masa-
taka.hiwa 中国地方に「学び」のインフラを作り、地方から日本を支える！★https：/
/www.facebook.com/profile.php?id=100003787069612 0-100歳のすべての人にリハ
ビリを届けたいです。保険制度の枠組みを越えて、これまで受けられなかった人たち
のために。★http：//www.instagram.com/onehandkitchen_march/当事者セラピスト
としておいしいと自信をつくる教室を広めたい。★https：//facebook.com/kaori.
suzuki.9849パラスポーツを通して当事者の可能性を引き出したい！そして、パラス
ポーツでみんなを笑顔にできるそんなOT×当事者でありたい！★https：//www.face-
book.com/yukari.hashimoto.7967 私の仕事が必要なくなる地域社会を創りたい！周囲
の理解があれば、障がいは障がいじゃなくなると思うので♪そして、仕事がなくなっ
たら…自給自足生活したい！★https：//www.facebook.com/profile.php?id=
100002747508233 ご本人はもちろん、関わる家族や友人や支援者の皆さんと、一丸と
なってチームを組んで、プラスの行動変容をご本人自ら起こせるよう、後方支援をし
たいです★https：//www.facebook.com/profile.php?id=100006804999182 関わった方
へプラスのエネルギーを伝えられる人になる！★https：//www.facebook.com/profile.
php?id=100002930245921 学んだ全てを生かした脚本家になる★https：//www.face-
book.com/profile.php?id=100003357096760 沢山の人と関わり、生きる意味を考え、死
ぬ前に最高に幸せだったなあと思える人になる

「PTOTST の夢企画」

SPECIAL THANKS

　本書の出版にご協力いただきましたロギカ書房様、ならびに出版に際し協力をしてくださった廣瀬哲司様、杉浦良介様、喜多一馬様、千歳耕平様、八木大樹様、上木祐介様、松井貴司様、菅原和也様、伊志嶺佳穂様、山外頌晃様、百瀬達也様。本当にありがとうございました。

（著者プロフィール）

三好 貴之（みよし たかゆき）

株式会社メディックプランニング代表取締役
一般社団法人 Medi-care Management 協会代表理事
経営コンサルタント／作業療法士／経営学修二（MBA）

佛教大学、日本福祉大学、岡山大学大学院卒。専門は、病院・介護施設におけるリハビリテーション機能強化による経営戦略立案で、全国多数の病院・介護施設のコンサルティングを実践中。特に近年は、リハビリテーション機能を強化したなかでの地域包括ケアモデルを提唱し、年間2千名を超える医師・看護師・リハビリ職・介護職など病院・介護施設の管理者へのマネジメントやリーダーシップに対する指導とアドバイスも行っている。著書に「マンガでわかる介護リーダーのしごと」（中央法規出版）、「医療機関・介護施設リハビリ部門管理者のための実践テキスト」（ロギカ書房）、他雑誌の特集、連載記事多数。
オンラインサロン「メディカルキャリアカレッジ」主宰

細川 寛将（ほそかわ ひろまさ）

作業療法士／保健学修士
認知症ケア専門士／米国 NLP 協会™ 認定 NLP プラクティショナー

2009年大学卒業後作業療法士として回復期病棟にてリハビリ業務に従事。
その後、大学院を経て2012年に株式会社メディカルエージェンシーを創業（取締役として参画）。PTOTST の働き方・学び方メディア「POST」の編集長として従事し、医療・介護職のキャリアについて学びを深める。現在は、医療法人にて高齢者住宅の施設長、株式会社クリエイターズにて介護・障害福祉事業、NPO 法人や社団法人、ヘルスケアベンチャー企業のアドバイザーとして広く携わり「医療介護系複業家」としての顔を持つ。
医療・介護職の複業を推奨し、法人だけでなく個人に対してのキャリア支援を精力的に行っている。オンラインサロン「メディカルキャリアカレッジ」主宰

医療・介護職の
新しいキャリア・デザイン戦略
　　　未来は、自分で切り拓く

2019 年 11 月 10 日　初版　発行
2020 年 1 月 31 日　第 2 刷発行

著　　者　　三好貴之／細川寛将

発行者　　橋詰 守

発行所　　株式会社 ロギカ書房
　　　　　〒101-0052
　　　　　東京都千代田区神田小川町 2 丁目 8 番地
　　　　　進盛ビル 303 号
　　　　　Tel 03（5244）5143
　　　　　Fax 03（5244）5144
　　　　　http://logicashobo.co.jp/

印刷・製本　　亜細亜印刷株式会社

©2019　Takayuki Miyoshi／Hiromasa Hosokawa
Printed in Japan
定価はカバーに表示してあります。
乱丁・落丁のものはお取り替え致します。
無断転載・複製を禁じます。
978-4-909090-32-4　C2047

好評発売中

ロギカ書房　書籍のご案内

医療・介護職の必携書籍！！

医療機関・介護施設の**リハビリ部門**で働くセラピストの、**管理者・管理者候補**が学ばなければいけない**マネジメント**の学習書です。セラピストである著者が、**経験**を通じて解説する**実践テキスト**。

医療機関・介護施設の
リハビリ部門管理者
のための
実践テキスト

～部門管理に必要な７つの手法～

リハビリセラピストがリーダシップを身につけ、
管理者として成長する "７つのストーリー"

【主要目次】
第１章　外部環境要因を知る
第２章　リーダーシップの基礎知識
第３章　リーダーシップとフォロワーシップ
第４章　リハビリ部門のマネジメント
第５章　リハビリ部門の教育・人材育成
第６章　リハビリ部門のコミュニケーションを活性化
第７章　これからのリハビリ職のキャリアデザイン

医療機関・介護施設の
リハビリ部門
管理者のための
実践テキスト
～部門管理に必要な７つの手法～

三好 貴之●編著

TEXT

リハビリセラピストが
リーダシップを身につけ、
管理者として成長する
７つのストーリー

三好　貴之 編著

A5版・240頁・並製
定価：2,600円+税